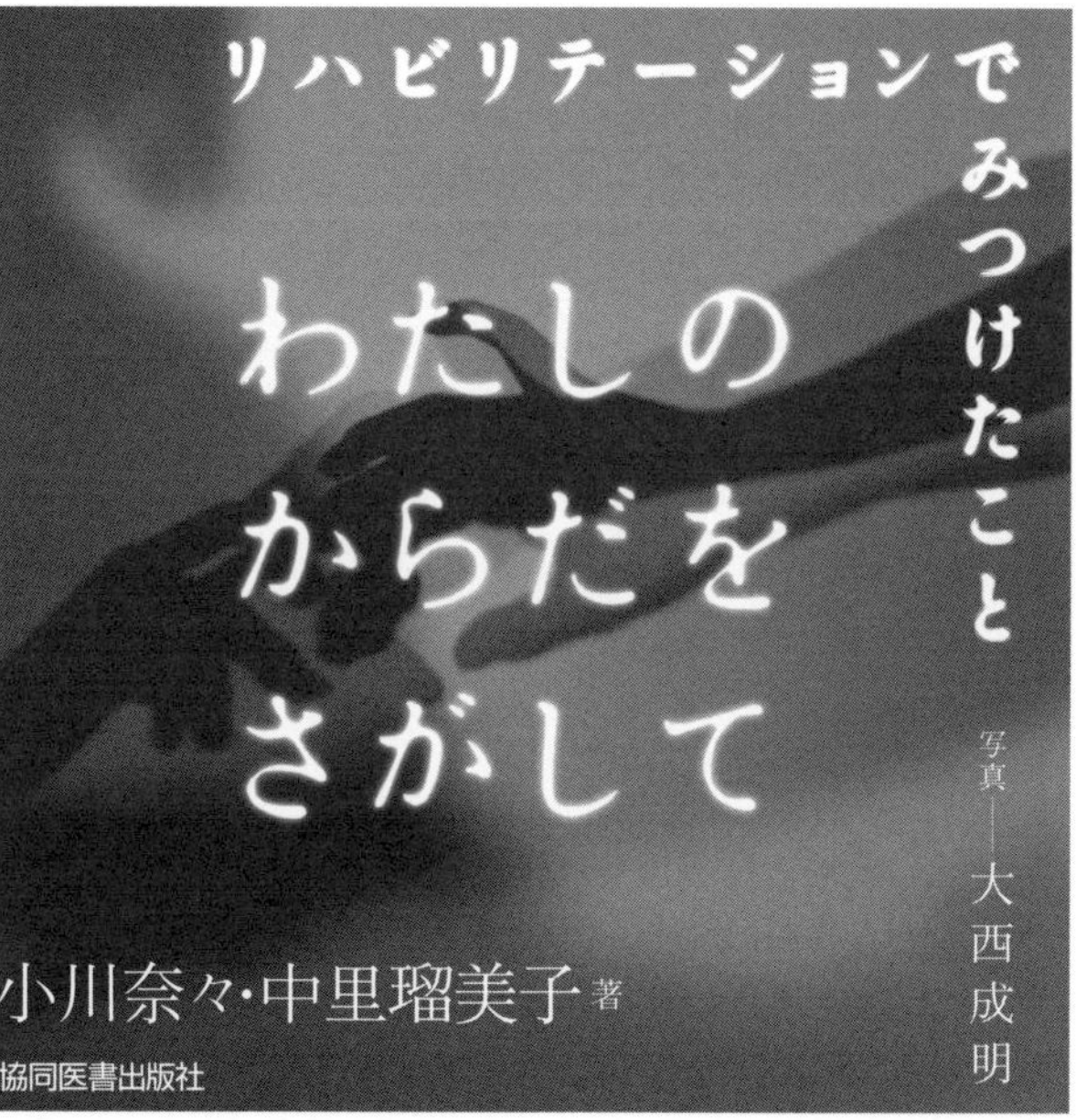

リハビリテーションでみつけたこと

わたしのからだをさがして

写真——大西成明

小川奈々・中里瑠美子 著

協同医書出版社

装幀……岡　孝治

はじめに

中里さんとメールでのやりとりを始めてから、約一年半が経ちました。この間、自分のからだについてたくさんのことを考えてきました。わたしが自分のからだについて考え始めたのは認知運動療法のリハビリを受け始めてからです。リハビリを始めたのは、ここでのやりとりが始まる二年半ほど前でした。きっかけになったのは、中里さんからの誘いでした。

中里さんと初めて出会ってから、もう二十年以上になります。わたしが病気になり、初めてリハビリというものを受けた時の作業療法のセラピストが中里さんでした。わたしはまだ幼かったので、その時のことをよく覚えていません。けれども、古い記憶の中に病院での入院生活は残っていて、その中にはすでに中里さんもいたように思います。

その中里さんが「もう一度リハビリを受けてみないか」と勧めてくださったのは、わたしが大学卒業の報告をした時でした。中里さんが病院を移られた後も、折りにふれて連絡していたので、報告の手紙を出したのです。その折りに、久しぶりに中里さんとお会いすることになり、認知運動療法の話を聞いたのです。その時、母も一緒に中里さんの話を伺い、「もしかしたら何かが変化するかもしれない」と二人で話し合いました。それというのも、その頃、からだが疲れる状態、動かない状態が普通になりつつあったからです。わたし自身は、時々からだがまったく動かなくなると思っていたほかは、それほど状態がひどいとは感じていませんでした。しかし、母や他の人から見た状態は、わたしが自分では上手く普通に歩けていると感じている時にも、その様子がひどい状態と映ることが多かったようです。それは、中里さんも同じだったようです。中里さんとは入学時にもお会いしていて、その時にわたしの状態がひどくなっていることを気にされていたので、認知運動療法を勧めようと思ったのだとおっしゃっていました。認知運動療法は日本ではまだ始まったばかりだったので、どのような効果が出るのかわからずに勧めるためらいもあるとのことでしたが、わたしも家族も「このままでいたら、疲れる状態が続くだけだ」と思っていたので、リハビリをもう一度受けてみようという気持ちになりました。

実際にリハビリを始めて、今まで受けてきたリハビリとは大分違うことに驚きました。中里さんからは前もって、この療法がセラピストと患者が一緒になって進めていくもので、からだの動きや感覚を考えていくのだと教わりました。リハビリを受けている時には、ひたすら自分のからだに意識を向け、「今、からだはどのような状態か」「どのような感じがするか」を考えました。最初の頃は、それこそ何もわかりませんでした。そうすると何も言えず、無言になってしまいました。その時、中里さんも何も言わずわたしの答えを待ってくださっていました。そして、出た答えについて「なぜそう思ったか」などの話をしました。そのような状態のため、リハビリのほとんどの時間、黙って考えているか、話しているかでした。これまで受けてきたリハビリでは、何かをして実際にからだを動かすことが中心だったので、考えている時間の多いことが少し意外な気もしていました。でも、それよりももっと意外なのは、からだを動かさないのに疲れるということでした。わたしは、一日に作業療法と理学療法の両方を受けていました。作業療法では、肩・腕・手のことを考え、理学療法では足のことを考え、リハビリを受けている約二時間は、からだの状態に意識を向けながら、からだのことばかりを考えます。そのうちの大半はすぐにわかるものではなく、じっくり考えても曖昧でわかりにくいものなので、毎回、かなりの時間何も言わずに考え込んでいました。だから、リハビリが終わる頃には、からだも頭も、かなり疲れました。でも、考えることに意味がないと思ったり、それが嫌だと感じたことは一度もありませんでした。それどころか、リハビリが終わった後にも、リハビリを受けている間に考えたからだの状態について振り返ってみたり、同じことを自分でもやってみようという気になりました。それは、リハビリが終わった後、特にからだを動かしたわけではないのに動きやすく感じたからです。それに、自分のからだだという意識をもてたということもあります。そして、自分のからだに意識を向けるということに今までは気にも留めていなかったことにも気づきました。

本の中にも書きましたが、わたしはこれまで自分のからだを意識していませんでした。動きにくさ、痛み、疲れなどがあり、本当には一番意識を向けている部分だったにもかかわらず、わたしは左側が動きにくいということを考えないようにしていました。できないことがあるということを認めたくなかったからか、何もわからないうちにそうなったのか、それはわたし自身にもわかりません。疲れがあっても、それが自分の左側の状態が悪いためだとは思わず、動きにくいからだがあっても、自分のからだが動かないとは思いたくありませんでしたし、実際にも思っていませんでした。そのことに気がついたのも、リハビリを受けて、からだに意識を向けられるようになってからでした。このほかにも、リハビリを受けている中で、自分のからだについて多くのことに気づきました。自分のからだの一つに気がつくと、次にはまた違うことに気がつくように思います。ひとりで考えていても、自分のからだに対する発見はないと思います。わたしは、中里さんと話している時に、これまで当たり前と思っていたこと、自分では普通だと思っていたことが、実は動きにくいからだに対して無意識のうちにそれをなんとかしようとしたり、それに合わせたからだをこれまで創ってきたのではないかということに気がついていきました。当たり前のことでも、その意味を一緒に考えてくださることで、新しい発見に繋がっているように思います。

わたしにとって今のリハビリは、自分のからだを自分のものとして捉えていこうとするものだと思います。それは、単純に麻痺のある左側を自分として捉えるということでもなく、全体としての「わたしのからだ」を意識していくものだと感じます。これまで、麻痺している左側が動くようになるのがリハビリであると思っていました。でも、動くということはただ何かができる状態ではなく、「自分のからだ」と思えるようになって、初めて自分で動いているということになるもののように思います。からだがわからないまま動いても、自分のからだが無くなっていくように、今では思えてなりません。

また、からだはゆっくり、じっくりと考えていく過程でわかっていくものだと感じます。だから、リハビリを継続してやっていくことが大切だと思います。これは、リハビリが苦しいものではなく、自分のからだのことを知っていくことが楽しいものだと思えるようになったために、そう感じるのです。からだを知ること、自分のからだの自分では気づかない部分を理解していくことで、わたし自身のものだと思えるようになるのは、単にからだが楽になるということではなく、安心感があり楽しいです。そのためには、セラピストとの対話が必要になってくるのだと思えます。

ここでは、中里さんとのことを中心にリハビリを受けていて感じたことを書いてきました。リハビリでは、理学療法のセラピストである岩崎さんにもお世話になっています。中里さんと同じように、小さなことでも真剣に聞いてくださり、話をする中でからだについてわかってきたように思います。本の中にも出てきますが、岩崎さんともたくさんのことをやって、たくさん話をしています。

最後に、からだを理解するということは、からだについてのわからない部分を理解し、動きを良くするだけではなく、周囲との関わり方や自分の気持ちの持ち方にも影響しているように思います。わたしは、以前、話をしたり、外に出て行くことが多くありませんでした。特に、話をすることを苦痛に感じることもありました。しかし、リハビリを受けている間に、だんだん話をすることが苦痛でなくなっていることに気がつきました。いろいろな場所に行ってみようと思うようにもなりました。これは、自分のからだに安心感がある時に、以前のようなからだのこわばりがなくなっているためかもしれません。また、からだに安心感があるということは、気持ちが落ち着いているということでもあります。からだに力が入り、うまくからだが動かない時、動かないということにしか意識がいかず「どのように動かしたらいいか」というようにしか考えられずイライラしては、からだを動かせなくなることの繰り返しがありました。今は、動かない時でも、からだに意識を向けてみると、「自分のからだ」があることがわかり、落ち着くように思います。そうすると、力が抜けてからだが楽になるのと同時に、気持ちも落ち着いているように感じます。でも、「わたしのからだ」については、まだわからないことも多くあり、からだ探しは、これからもずっと続いていくのだと思います。

リハビリでは、からだを動かすようにするだけではなく、自分のからだを自分のものとして感じられるようになることが必要だと思います。自分のからだを自分のものとして感じられることは、自分のあり方に関わってくると感じるからです。そのことを、この本の中で少しでも伝えられたらと思います。

小川奈々

「わたしのリハビリ・レポート」から

わたしが病気になったのは三歳の頃だったらしい。まだ幼かったために、その当時のことはほとんど覚えていない。覚えていることといえば、入院中に病室を走り回っていたことやたまに兄がお見舞いに来てくれたことぐらいで、病気のことやからだのことについてはまったくわからなかった。後になってから、病名や当時の様子を両親などから聞いて理解していった点が多い。病名は川崎病というらしい。約四か月の間に二回罹ったらしいのだが、この二度目の時に心不全と脳梗塞を併発したとのことだ。二度目の川崎病の時に軽度の麻痺が出ていたということだけを後から聞いて知っている。母の話では、左の手が下がっていたために「何かおかしい」と思ったのが麻痺の発見だったそうだ。当時のことを書いたものを見ても「軽度の麻痺」としか書いていない。

リハビリには、三歳の時に入院して以来、幼稚園から小学校の頃まで通っていたように思う。中学生の時にも休みになると行っていたように思うが、それぞれどの程度の頻度で通っていたかということの記憶はない。内容について覚えているのは、作業療法では遊んだということ、理学療法では周りにあるおもちゃで遊ぶふりをしていたことぐらいだ。遊ぶふりというのは、そうやってなるべくリハビリそのものの時間を減らしたかったためだ。ほかに、片足立ちや四足歩きをしたこと、アキレス腱を伸ばすための運動などをやっていたように思う。それはリハビリの場だけでなく、家に帰ってからも続いた。とにかく、「片足立ちをする」「踵を着く」など、普段から気をつけなければいけないことを家族からも言われるので、リハビリにはそれほどよい思い出はない。母はそんなわたしにジュースやお菓子を与え、なんとかリハビリを受けさせようとしていたようだ。右手用の片手リコーダーの練習をしたり装具を作ったりといった何か形になることをやったこと以外は、中学生の頃までに受けてきたリハビリについては覚えていないことが多い。ただ、肩をもんだり、ストレッチのようなものをしたりすることで、なるべくからだを柔らかくし、少しでも動きやすくすることを考えていたように思う。それでも中学を卒業する頃には、からだが固くなり、左側がつった状態になることが多くなっていった。この頃にはリハビリにはほとんど通わなくなっていたが、からだの対処法としてはリハビリで習った運動を家でも少し行っていた。

わたしは川崎病が原因で、三歳の頃に左片麻痺になってから二十年以上経つのだが、その間に体調やからだの様子のほか、性格や行動範囲も当然変化してきた。その経過で思い出すことを少し書こう。

［小学生以前］

幼稚園に行くのが嫌で、よく迎えのバスが来ると走って逃げていた。いったん幼稚園の中に入ってしまえば普通に過ごしていたように思うが、マラソンの時は見学だったり、みんなで歩いて出かける時には車に乗って移動したり、わけもわからずに部屋の中にいることもあったように思う。薬を飲まなくてはならなかったり、週に何回か幼稚園の帰りに病院に行ったりしていたこと以外は、普通に過ごしてきたように思う。

［小学生］

三、四年生頃までは、特に周りと違うとも思わず、できないことは何もないと思いながら生活していたように思う。体育の時など、左手も普通に動かしているつもりで何でもやっていた。マラソンは時間がかかったが同じように走っていたし、縄跳びも前跳び後ろ跳びぐらいまではやっていた。また、五、六年生の時にもマット運動で倒立もやろうとしていた。とにかく自分から「できない」と言いたくなかった。他の人がむずかしいものをやっていたら、とにかく自分もそこまで追いつこうとしていた。でも実際には、左手を無理して押さえ込んだり完全に無視していたりしていたために、うまくいかないことも多かった。歩く時も自分から遅れると言いたくなかったので、足が地面に着かない状態でもついていこうとしていた。列からはみ出さないようにほとんど右足だけで歩くようになっていた。

特に覚えているのは階段の下り方で、ちゃんと足を着くとかなり時間がかかるうえにまどろっこしかったから、右足だけを使って階段を下りることを覚えた。これがけっこう便利だったため、高校生になってからもたまに使っていた。手の位置が横に広がっていることに気がつき、右手で左手を持ち始めたのも小学校の高学年の頃からだったように思う。

［中学生］

からだが固くなり始めた。体重が増え始めたのもこの頃で、からだが急に動きにくくなっていったのを覚えている。手が思い通りにならないのは当然のことになり、足が地に着いていなくてもとりあえず歩ければそれでよいと考えていた。中学二年生の頃、急に左の上半身がつった。普段、足がつることはあったが上半身がつることはめったになかったので驚いた。そしてこの時にはかなりの痛みがあった。その後はよくからだがつるようになり、これは座っている状態でも足がつったり、脇の下のあたりが痛くなったりするようになってきた。この頃から筋肉をやわらげるという薬を飲み始めた。またこの頃から写真を撮られるのがおっくうになってきた。特に証明写真は嫌だった。写真を撮ると顔が変な形になってしまうからだ。また、自分では真っすぐなつもりであるのに何度も「右側に頭を向けて」と言われた。多少は仕方ないとは思っていたが、直しても言われる理由がいつもわからなかった。

この頃の日常生活はとにかく疲れていた。左手を押さえつけるのもかなり力が必要になっていたから右手に傷が絶えなかった。運動靴も固い靴を履くとからだが動かなくなってしまうので柔らかい運動靴しか履かなくなっていた。これは今でもそうだが、靴の外側が切れてすぐに穴が開くようになったのもこの頃からだ。特にからだの調子が悪いと感じられる時には、靴に穴が開くのも早い。

[高校生]

中学生の頃と比べてからだはさらに動きにくくなっていった。はじめて電車で通学することになり、とまどった。混んでいる方向とは逆方向だったし、乗る距離も三駅だけだったおかげで電車に乗ることは慣れてしまったが、駅には人が多く、手を離した時に隣の人に手が当たって引っ掛からないように注意しなければならなかった。だから常に右手で左手を持っていなければ落ち着かず、できるだけ手すりのある端っこのほうに立つのが習慣になった。左足を無理して地面に着けるのも止めていて、左足の甲のあたりでからだを支えながら歩いていたように思う。自分では普通だと思ってやっていたことなのだが、そんなことを続けているうちに自分の思いどおりにならないことが多くなっていった。それまでそんなことがないわけではなかったが、高校生からは特に自分の中にもう一人の人格があるかのように思えてきていた。具体的にそれに気づいたのは大学に入ってからだが、漠然と、思いどおりにならない時の自分を自分ではないかのような扱いをしていた。自分の左側が無かったら楽だろうにと考えていた。

［大学生］

大学は高校よりもさらに遠くに通うことになった。しかも通勤などで混む方向だった。座れない時には左手を常に持ったままになり、つり革につかまる時は両手でつかまるか、左手に力が入り縮まっている時に右手でつかまっていた。足は着いていないことがほとんどだったが、混んでくるとその左足を支えに着く場所が無くなっていくということがよくあった。

高校と大学との変化はあまりなかったように思うが、次第に腰が痛くなったり、からだが思うようにならなくなったりすることが多くなっていったようだ。だから学校に行く時以外はあまり外に出たくなくなっていた。ずっと座っているとからだが痛くなったり、右の手足がだるくなったり、肩のあたりがだるくなったりといったことが多くなってきた。

［周りから見たわたしの様子］

わたしは自分が他の人と違っているとは思っていなかった。今では、「違う」ということを拒否していたのかもしれないと思えるようになったけれども、他人の言葉を通して自分のからだの様子について知らされることがあった。

小学生の頃、そばを通りかかった上級生がしばらく遠巻きにわたしを眺めていて、それから腕を広げて何かを差し出すウエイトレスのような真似をしながらわたしを見ていた。それがわたしの真似だということは彼女たちの視線や様子から理解できた。その後、腕を広げたままだと状態がよくなくなり、右手で左手を押さえるようになったのだが、その時はまるで「どうぞ」とでも言うように指先まで伸びていたらしい。わたしは自分がそんな格好をしているということがわからなかったけれども、いい気持ちはしなかった。

中学生の頃、列に並んで順番待ちをしている時、ひとりの男子が左手で右手を持ち、少し腰を前かがみに曲げた格好で首を後ろに回してわたしを見た。わたしは自分の後ろに人が並ぶのかを確かめたかったのだが、彼の真似たわたしの姿はオロオロとした、「優柔不断」という言葉の浮かぶものだった。手を持っている自覚はあったけれども自分では真っすぐに立っているつもりだったから、腰を曲げた彼の姿がわたしの姿だとは思えなかった。今もその形が頭から離れず、時々腰に手を当ててみたりする。

たまたま廊下に出た時にその様子を目にした。腕を横に直角に上げて、左足を引きずりながら右足だけを床に着けて飛ぶように前に進む姿、ついには倒れてしまいそうなその動作を、わたしは感心して見ていた。当時、わたしは自分が普通に歩いていると思っていた。彼の様子がわたしを真似ていることはわかったが、「そうか、そう見えるのか」とぼんやり思っていた。

こんなこともあった。彼女たちは「真似しているわけはないからね」「あなたのことじゃないから」と断った。彼女たちの一人が片腕を上げながら片足を引きずって走り始めた。「ああ、まただ」と感じたわたしは、それが自分の真似をしているということを素直に受け入れていた。

「中指立ててるよ」とよく言われた。これを相手に向けるジェスチャーが良い意味ではないことをその頃は知らなかった。言われてみると、右手で押さえていない時の左手はよく中指だけが伸びた状態になっていて、さらに肘が曲がっていたのでジェスチャーのように見えなくもない。だからいつの間にか右手で左手の中指を持って隠すようになっていた。

これはからだの動きのことではないが、体育のグループ行動の時、わたしのいたグループの中の一人が「不利な人がいるのに、よくできたほうだ」と言うのが聞えた。気をつかって言った言葉かもしれない。何も困ることなどないと思っていた自分は「わたしは何かをするのにそんなに不利なのかな?」と思っていた。

わたしの通っていた学校では朝会に合唱をした。その伴奏の順番がクラスに回ってきた時、担当の先生がわたしの演奏する楽器について「何ならできるか…」と悩むように言った。どの楽器でもたぶんできるだろうと思っていたわたしは驚いた。結局、右手だけでできるモンキータンバリンになったが、先生を見ていて「できる楽器は無いのかもしれない」と思った。当然のように「できない」ことを前提にすることもあるのだなと、その時はじめて感じた。

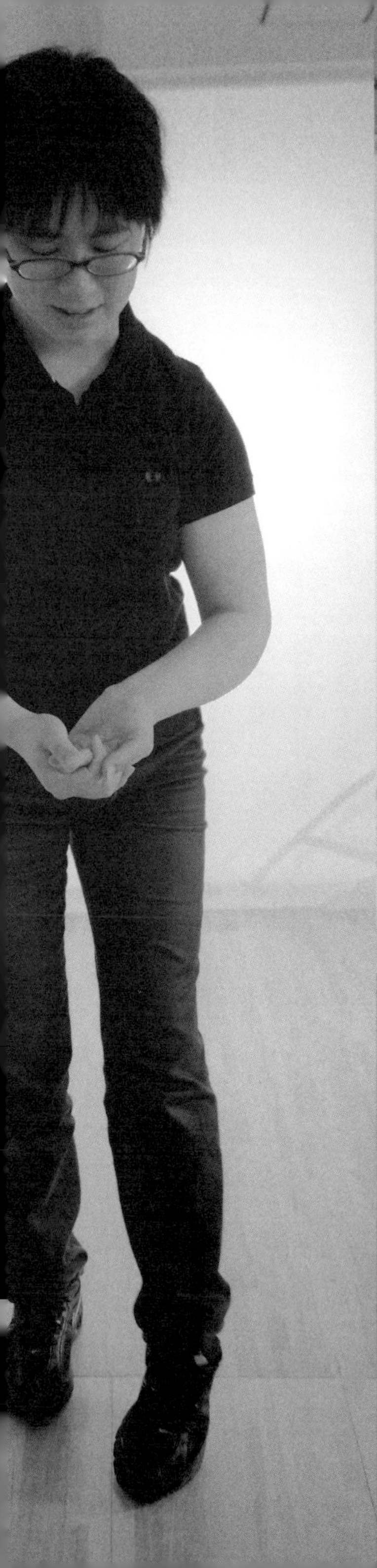

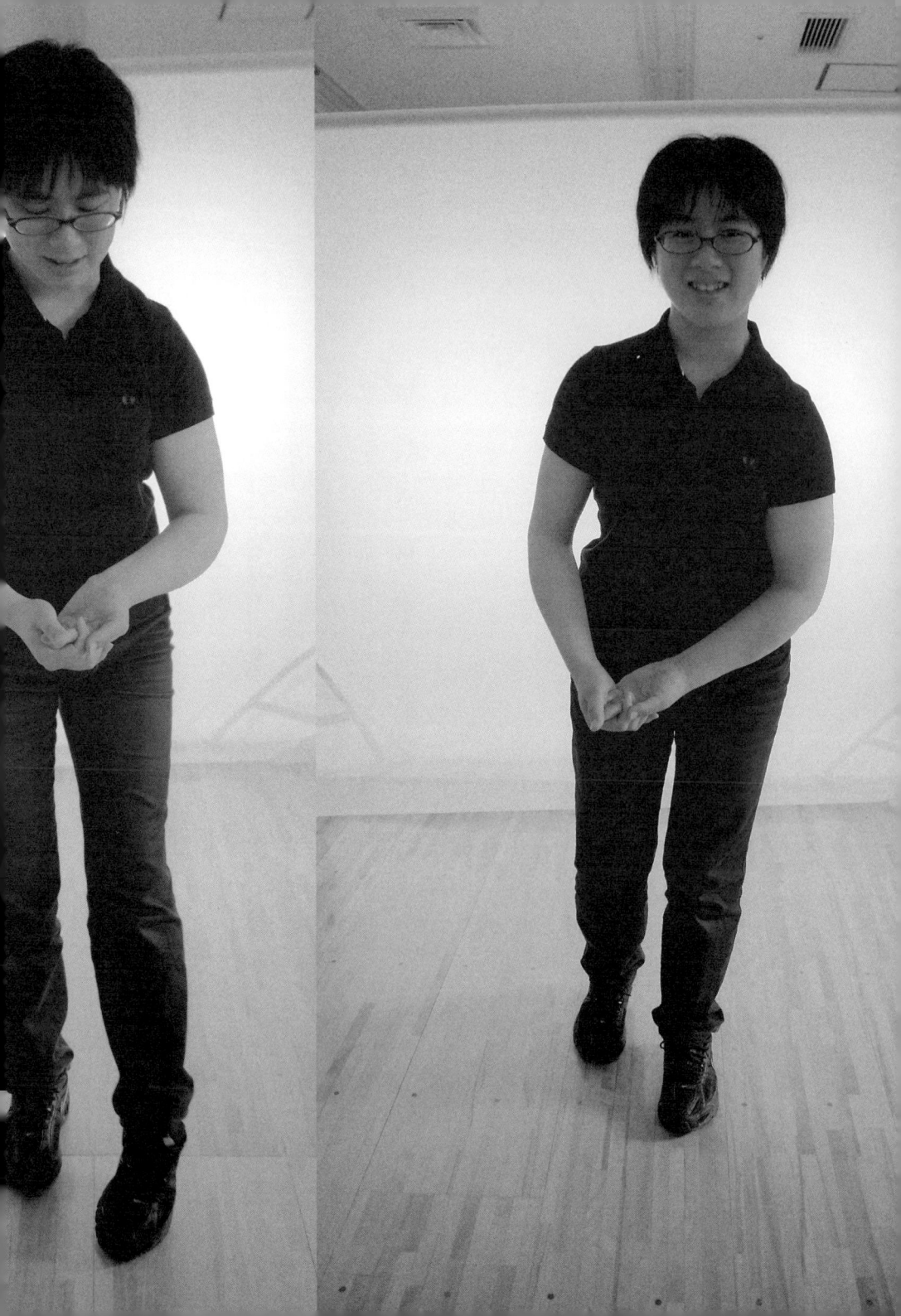

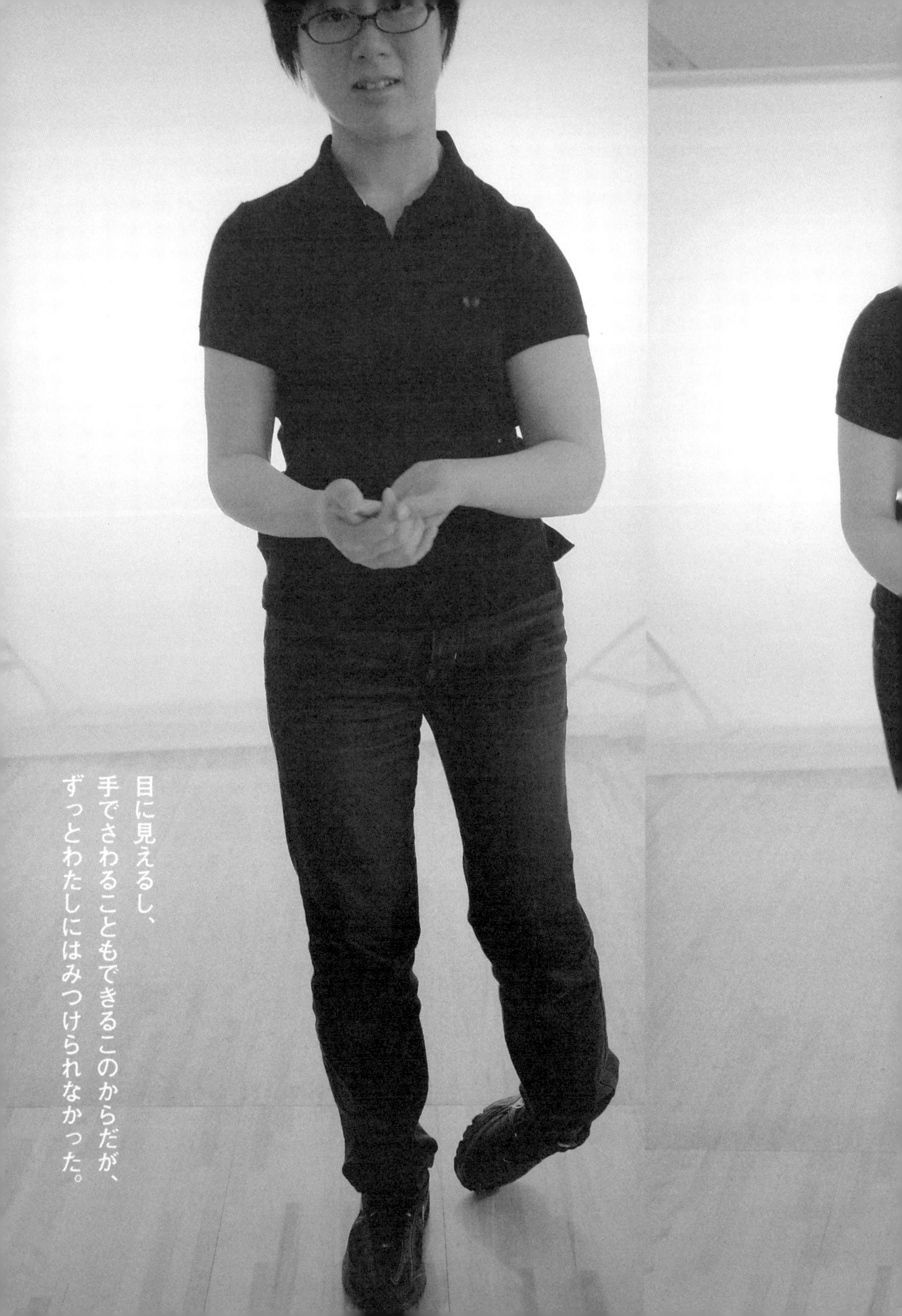

目に見えるし、
手でさわることもできるこのからだが、
ずっとわたしにはみつけられなかった。

中里瑠美子様

なぜ自分のリハビリのレポートを書こうと思ったのか、もう一度そのことを考えてみました。あれを書き始めたのはリハビリを始めてちょうど二年が経った頃からでした。仕事を始めることが決まり始めていた頃で、しばらくリハビリも受けられなくなると思い、そうであれば自分がリハビリで体験してきたことを書いておかなければならないと思うようになりました。なぜならこの体験はわたしにとってからだのことだけではなく、精神的にもとても意味のあるものだと感じていたからです。わたしが本当に自分のからだと向き合えるのはリハビリの時間だけだったのでしょうね。

何度も自分のからだのことを考えていました。このからだはわたしにとって一番無視したいものでしたが、本当は一番無視できないものでした。これまで友だちやいろいろな人と何かをする時、わたしはいつも自分を「からだ」として意識することはしないできました。でも、動きにくいということで無視できないからだを同時にいつも感じてきたのかなと思います。でもその感じ方というのは、いつもまるで誰か他人のからだを外から意識するような具合で、からだだけじゃなく自分自身というものも自分から切り離して考えていたのではないかと思います。勉強にしてもなんにしても、本当の自分に起こっていることを何かわたしとは別のこととして切り離して考えるということを長い間やってきたのですね。

リハビリを始めて一番変わったことは、自分を自分として意識しなければならなくなったこと、からだや周りのことでこれまでに起こったことをしっかり振り返らなければそうした自分を知ることは不可能なんじゃないかと思い始めたことです。ずっと自分を自分自身のからだとして意識することを避けてきたとしても、そんなわたしがいたからこそ、リハビリをきっかけにいろいろなことを考えるようになったのだと思います。本当はわたしがいて、何かができて何かができないわたしがここにいるということに自分も向き合えるのではないかと思えたことが、レポートを書こうと思った理由です。今はなんとなくとしか言えませんが、リハビリをやっていく中で自分のからだのいろいろなことが少しずつわかってきて、それについてさらに話していくことでもっといろいろな発見があるのではないかと思います。その時にちゃんと説明できないことも、それを意識してもう一度書いてみれば、きっと何か自分のことが発見できるという気がします。

小川奈々

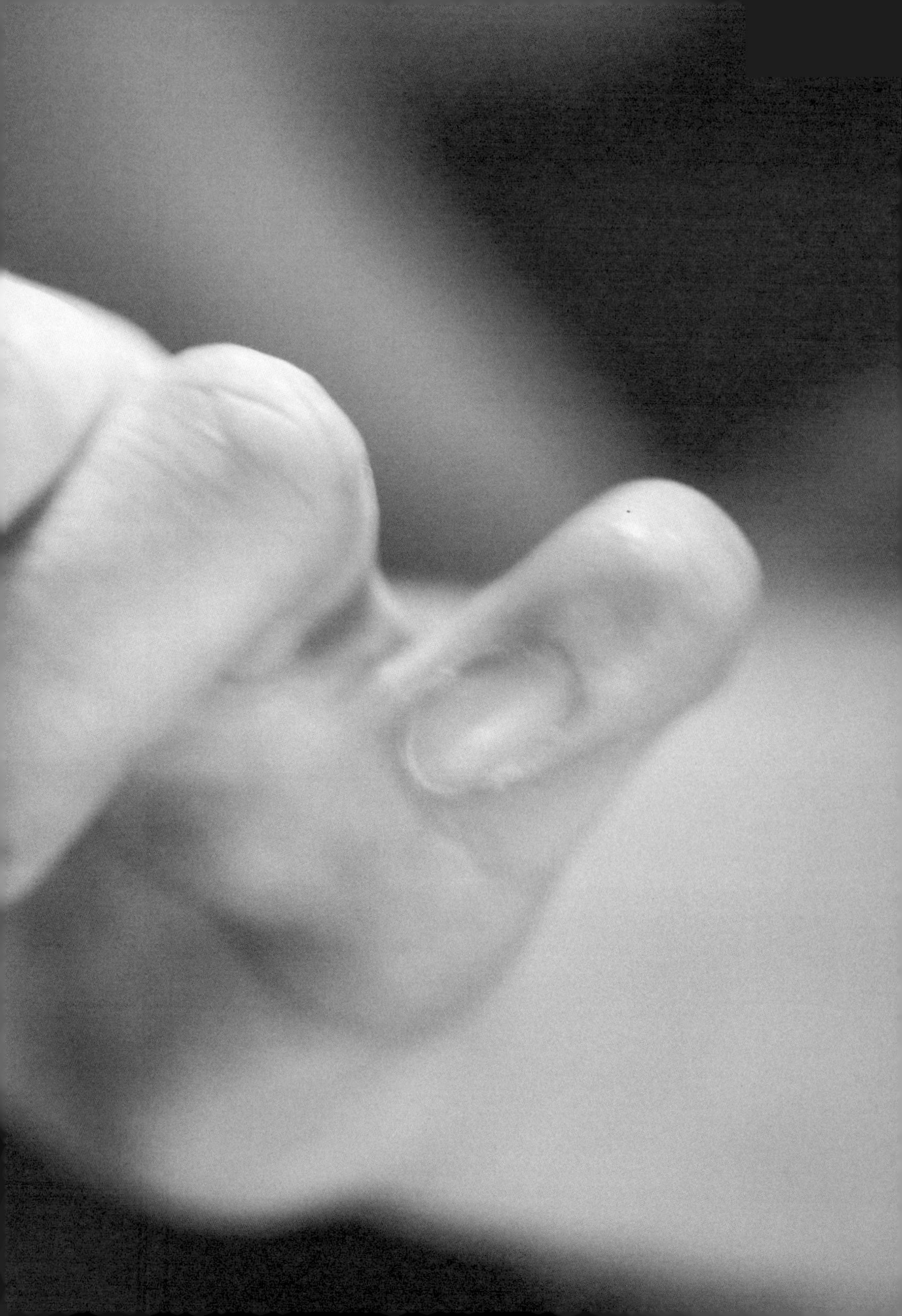

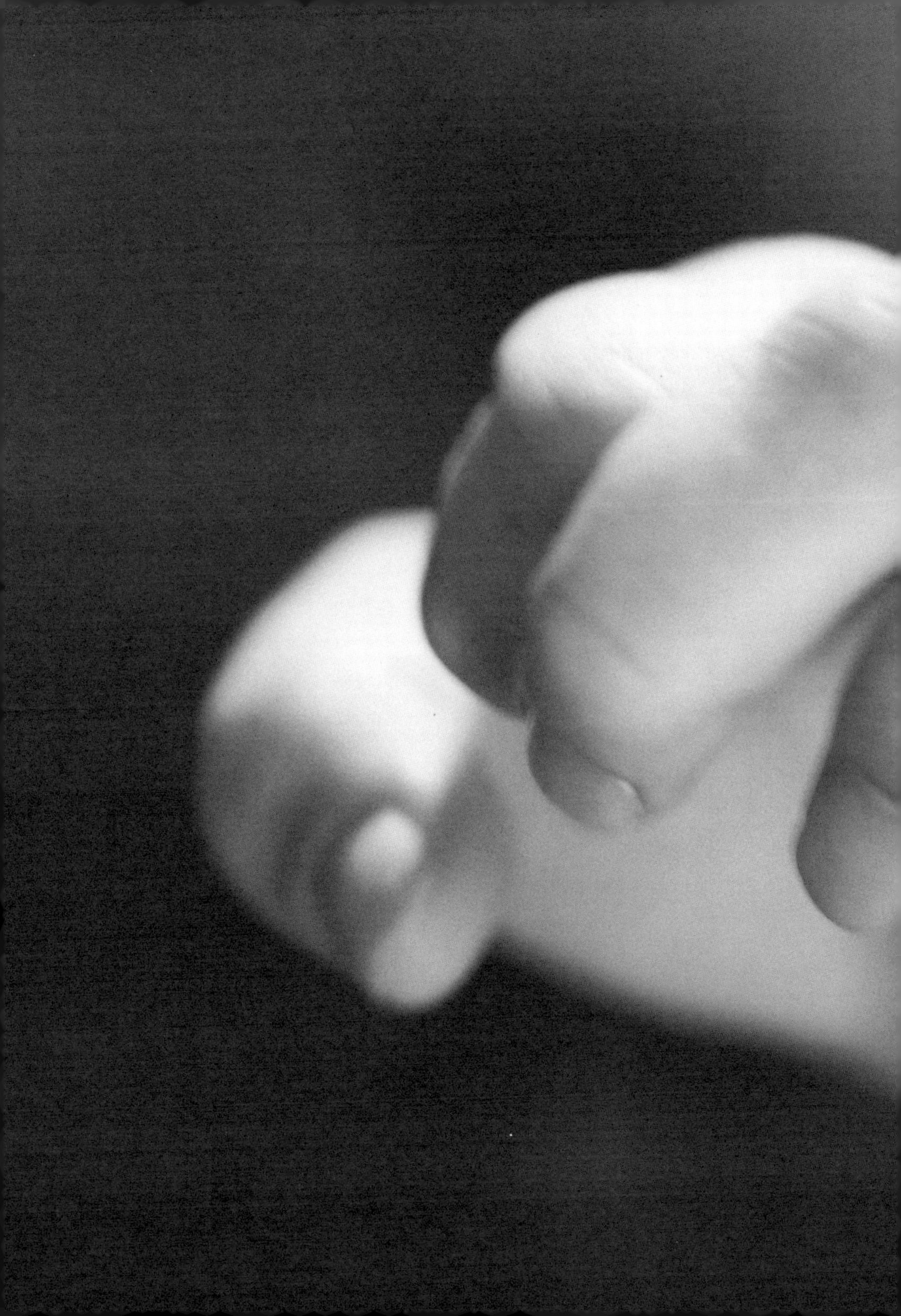

小川奈々様

奈々さんがそれまでのリハビリについてレポートを書いていると聞いた時、自分のからだについて具体的にできるようになったことをひとつひとつ書き出しているのかなと想像していましたから、実際に書いたものを読ませてもらった時、正直言って意外な感じがしました。実はわたし自身がリハビリをやってきてずっと考えてきたようなことを奈々さんも書こうとしていることに驚いたし、それがとても納得できます。

奈々さんとのリハビリはもう二年半になります。わたしが最初に一番驚いたことは、奈々さんを見ていて「こんなに自分のからだのことがわからないんだ…」ということです。片麻痺はあるけれど健康だし、大学院まで進むほど勉強が好きな人なら、たぶん自分のからだについていろいろなことを知っているはずだと思っていたのです。でもあんな難しい論文を理解できるのに、麻痺していないほうの自分の肘の動きについて理解できないことがわかった時、あなたはきっと自分のからだのことを考える時にすごく考えが混乱しているのではないかと思い始めました。とても不安げで、自分のからだに確信がもてないようでした。あの頃のことを覚えていますか。

リハビリの課題をやっている時、あなたの言葉はいつも極端に少なく、曖昧で、ぽつりぽつりと絞り出すような感じでした。このことの意味をわたしはもっと重大に考えるべきだったと、今では痛感しています。その頃は、麻痺している側のからだの動きや感じについてもっと考えられるようになること、それがわたしにとって奈々さんのリハビリの目標だと思ったのです。だから麻痺している側と麻痺していない側とを比べてみることをずっとやっていきましたね。そしてそんなリハビリを続けていくうちにあなたもそうした比較がうまくできるようになっていった時、確かにわたしから見てあなたのからだの動きは「改善」してきたように思っていました。でも、そんなことじゃないということを今では痛感しているのです。

がちがちに固くなっていたあなたの手の力が抜けてクタッとなった時のことを覚えていますか。筋肉の力の度合を自分でコントロールして手の力を抜くというのがその時の目標でした。その手がお化けの手のようにクタッとした瞬間、わたしも、同席されていたあなたのお母さんも思わず涙がこぼれました。でもあの時の奈々さんの返答は予想もしていなかったものでした。わたしはあなたの「手が軽くなった。気持ちいい」という返事を待っていたのです。だってあの時のリハビリの目標がそうだったのですからね。麻痺した腕が上に上がったままの状態から下がるとか、突っ張ったまま痛む首の力が抜けて痛みがとれたとか、そうしたことが起こると片麻痺の患者さんは「力が抜けて軽くなった、痛くない、軽く動いて気持ちがいい」とおっしゃるはずだとそれまでの体験から考えていたのです。でも違っていました。あなたは「びっくりした。手が消えたようで怖い」と言ったのです。驚きました。あなたの意識の中でからだが消えてしまうなんて。それがあなたには怖い体験だったなんて。本当に驚きました。なぜなんだろうと考えているうちに、わたしの中で別の思いが強くなってきました。あなたは自分の身体がわからないのではなくて、もっと大きなところで、そう、自分自身がわからないのではないか…。勉強が好きで、いろいろなことをじっくり観察し、深く考え、豊かな言葉で語ることができるあなたが、自分のことだけはほとんど語ることができない…。自分自身がみつけられないのではないか、と思い始めたのです。

わたしにとってこれは次の一歩へ背中を強く押してくれる体験でした。

それからのリハビリは文字通り試行錯誤の連続でした。からだとその人自身の関係を捉えるということは、単に「麻痺を改善する」というレベルのことでは太刀打ちできないことを考えさせてくれました。いろんなことを一緒にやりましたね。こんなことをしたのを覚えていますか？　あなたの後ろ姿を写真にとって二人でそれを見ました。あなたはびっくりして「信じられない。これがわたしの後ろ姿？」って言いました。びっくりしたのはわたしのほうでした。自分の後ろ姿を見た人はいませんが、誰もが想像することができると自分の経験や多くの文献から知っていたし、それを疑いもしていなかったからですが、「自分の後ろ姿なんて今まで考えたこともないから、これがそうだと言われても信じられない」とあなたは説明しました。鏡に自分の姿を写してみながら、その像のほうに意識を移してみることもやりました。あなたはできませんでした。それなのに横に並んで立っているわたしの姿に対してはそれができました。「鏡の中の中里さんは、こっちの中里さんと逆の左手を挙げているように見ることができる」と説明もできました。なのに、自分の姿についてはそれができませんでした。なぜ？　あなたははっきり答えました。「左手があんなふうになるはずがない。あんなふうになる左手はわたしの手ではないと思う」。それを聞いてわたしにはわかったように思えたことがありました。あなたはひょっとして幼い頃から「わたしの手」とか「わたしのからだ」というイメージをわたしが考えるものとは異なる何か別のものとして育ててきたのではないか。からだの在りようと一緒に「感じる」とか「考える」というさまざまな心の変化を経験しながらわたしたちは自分自身の核のようなものを創ってきたのだと思います。だったら奈々さんも奈々さんのやり方で自分自身がわからないという今のあなたを創ってきたのではないかと思いました。そうならわたしたちがやっているリハビリは、わたしたちのからだ、そのイメージがどんなふうにしてできてくるのかというとても大きなことに関わるし、目標もそこにないといけないと思い始めたのです。

人はいろいろな動きをするものですね。だからそんな動きにどんな感情やどんな考えが結びついているのか、それがあなたの場合にはどうなのかということを知りたくていろいろ聞いていきました。たとえばある物を持つジェスチャーでも、それがとても大切な物かそうでないかで力の入れ方や放し方が違うということは見ているだけで伝わるはずなのに、あなたにはわかりませんでした。バタッと落とした手の動きとフワッと落とした手の動きについても「二つの動きの形に形があるのはわかるけれど、硬い感じとか柔らかい感じがあるなんてわからない」とあなたが答えた時はびっくりしました。鷲と蝶の羽の動きの違いなども考えてみましたよね。でもあなたにはこの二つの動きのイメージの違いが感じられませんでしたね。「どちらも羽ばたく感じ。同じに見える」と言いました。わたしにとって鷲の羽ばたきと蝶のそれでは、羽ばたくという動作として捉えれば同じでも、イメージが違いましたから、この二つの違いが感じられないということは、本当にびっくりしました。からだの感覚を表わす言葉を書き出していくということもやりました。するとあなたが書いたのは「シクシク（痛い）、突っ張る、硬い」というほんの少しの、しかも痛みを表わす言葉だけでした。あんなに本を読み、豊かな語彙を持っているはずのあなたが…これもわたしには衝撃でした。あなたもしきりに過去の自分を思い出してからだに関わる記憶を教えてくれるようになりました。「そう言えば、波線を描いていてもいつの間にかギザギザ線になっていた」とか「そう言えば、大学でミラーポジションでの実験をした時にずば抜けてできなかった」という記憶です。それからやがて今の自分についていろいろなことを語ってくれるようになってきた頃には、自分のからだとあなた自身との結びつきが少しずつ創られ始めてきたのだと感じることができました。これはわたしだけでなく、身近で見ておられたご家族の方や、セラピー室の他のスタッフ、そしてあなた自身も感じていたのではないでしょうか。札幌で行われた認知運動療法のベーシックコースにも一緒に行きましたね。あなたはもっと勉強したいからと言っていましたが、だからと言ってそんな行動に出ることは以前の自分では無かったと教えてくれました。人込みに出ることが以前ほど大変では無くなったと言ってました。それは身体機能が改善したというよりも、奈々さん自身が変わってきたからじゃないかと思いました。お母さんからも「以前の奈々では心配で一人では行かせられなかったけれど、今は大丈夫だなと思える」と聞きました。お母さんは、以前のあなたには無かったいろいろな言動を他にも教えてくれましたよ。

わたしの姿をイメージするということは、自分自身の心の中で幼い頃の自分と今の自分を「ずっとここにあった」という形でひとつの存在としてつなぐことなのだろうと思えるようになりました。あなたがこの二年半をかけてやってきたことは、あなたが自分を発見してくる時間だったのでしょう。最初に「意外」だけれども納得できると言ったのは、あなたがこうしてわたしに話してくれたおかげで、〝わたしたち〟がリハビリを通して考え始めたことが同じことをめぐっていることがわかったからです。

そう言えばこの間、右手で左手をさわったその瞬間の違和感について話していましたね。その後、

その感じはどうですか？

中里瑠美子

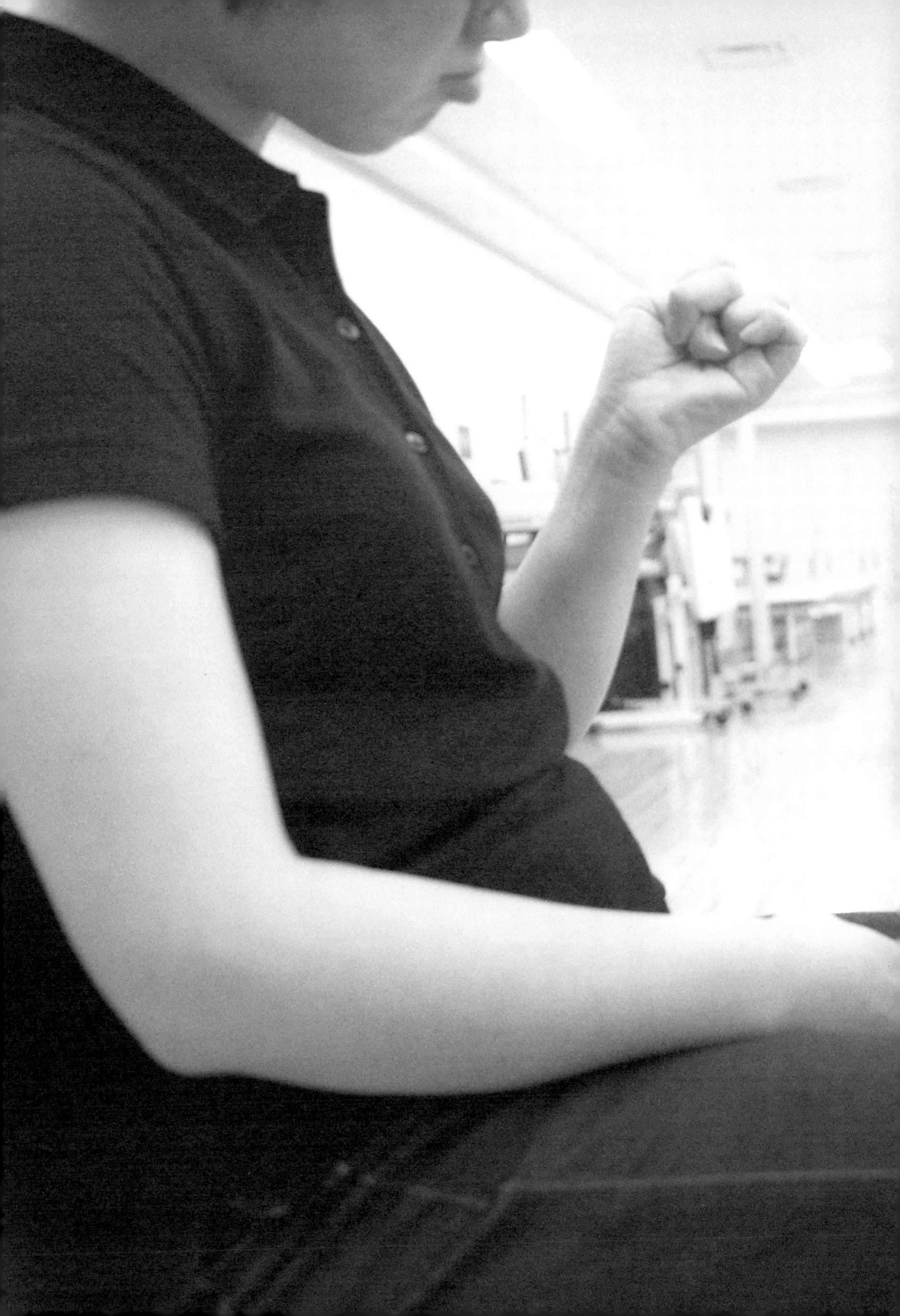

中里瑠美子様

リハビリをやっている最中に中里さんがわたしの発言で驚かれていたことを改めて知りました。自分では当たり前だと思っていることに対して中里さんや母が驚いていることに逆に驚きました。たとえば鏡の課題の時にも、なぜ鏡の向こう側に意識が向けられるのかがとても不思議でした。よく考えれば、その理屈はなんとなくわかるようにも思えたのですが、自分のことになるとわからなくなってしまいました。わたしにとっても、リハビリを始めて以来の体験は、これまで当たり前だと思っていたことがそうではないということにわたし自身が驚くことの連続でした。もっと言えば、むしろリハビリを受け始めて以来、自分でも「わからない」ことが多くなってきました。なぜだろう…と思うことが多くなりました。なぜならそれまでは「自分のからだのことは自分でしっかり認識できている」と思っていましたし、「自分のからだなのだからわからないことがあるはずがない」と思っていましたから。手についても、自分のからだと切り離して考えた場合には「力が抜ける」と「気持ちがいい」ということになるのだろうなとわたしにも想像ができました。でも、実際に自分の体験としてはどうなのかということについては想像できませんでした。たぶん、すでに力が抜けない状態が普通の状態だと思い込んでいたのでしょう。

リハビリを始めて最初の頃、中里さんはわたしに「右と左ではどのように違うか」と質問しましたね。正直なところ、わたしにはその質問の意味がわかりませんでした。右と左には違いがあるということを考えてみたことがなかったからです。敢えて言えば「多少は力が入って動かないけれども、ほかは変わったところはないだろう」というのが精一杯の答えでした。質問の答えがわからないというよりも、むしろその質問をどのように考えたらいいかがよくわからなかったのですね。わたしにとって左側はずっと無視してきましたから。

でも麻痺のない右手の課題になってから、この右手の位置がわからなかったり、どう動かしてよいかわからなかったりした時には、「なぜ？　なぜわからないの？」と思いました。リハビリが終わってからも自分のからだを動かしてみたりしながら、からだの位置や動きを考えてみたのですが、他の人の動きは自然に理解できるのに自分自身のことになるとよくわからないことがわかりました。中里さんは「わからないということがわかるようになった」とおっしゃってくれましたが、自分のからだのことがわからないということが不安定で、それならこれまでのように力が入っている状態のほうが楽ではないかと思ったりもしました。そんな状態でリハビリを続けていくうちに、たとえ不安定な状態でも力が抜けていることが多くなってくると「からだの様子がわからなくても、実際には動きやすいこともあるんだな」とも感じられるようになってきました。顔の突っ張りが無くなってきたのもこの頃でした。顔が突っ張るという感じは、それまでそんな状態が普通だったのか自分でも特に意識することはなかったのですが、ちょうど自分で自分のからだのことがわからないということがわかってきた頃に顔の突っ張りも少なくなってきたようで、周りの人から言われてみてはじめて意識するようになりました。そう言われれば、普段の生活でも「人前で少し話しやすくなったのかな」と感じるようになっていたのです。だったらこれまではどうだったのだろうと考えるようにもなりました。何かわかってくると、それまではどうだったのだろうと考えるようになることがこの頃から増え始めたようです。でも自分にとってこれまでずっと当たり前だったことを振り返ってみても、「周りと同じだったはず」と思うことも多かったのです。

そんなことで思い出したことがあります。わたしには驚きだったのですが、中里さんに「左手に対して話しかけることはある？」と聞かれたことです。わたしにとって左手や左足に話しかけながら動かすということはいつもやってきたことだし、当然のことだったからです。でもそう尋ねられて、改めてわたしは自分の左側を自分のからだと思っていなかったことに気づき、それが驚きだったのです。

わたしはそんなに変わってきましたか。自分の気持ちの変化についてはまだ自分でもよくわかりません。でも確かに外に出ようと思ったり、自分のからだについてもっと知りたいと思ったりするようになりました。自分では知っていること、当たり前のことと思っていたことが実際には理解できないことを自分でも認めることができたり、だからこれ以上は何も知ることがないと思っていた状態から、もっとこれから知ることができるのではないかと思えるようになってきたことは、確かにわたしが変わってきたということなのですね。自分ひとりで考えることができないことを、中里さんと話したりする中で考えるようになってきたのでしょうね。

中里さんが驚いていた時に、わたしもまた驚いていたということを思い出しました。

小川奈々

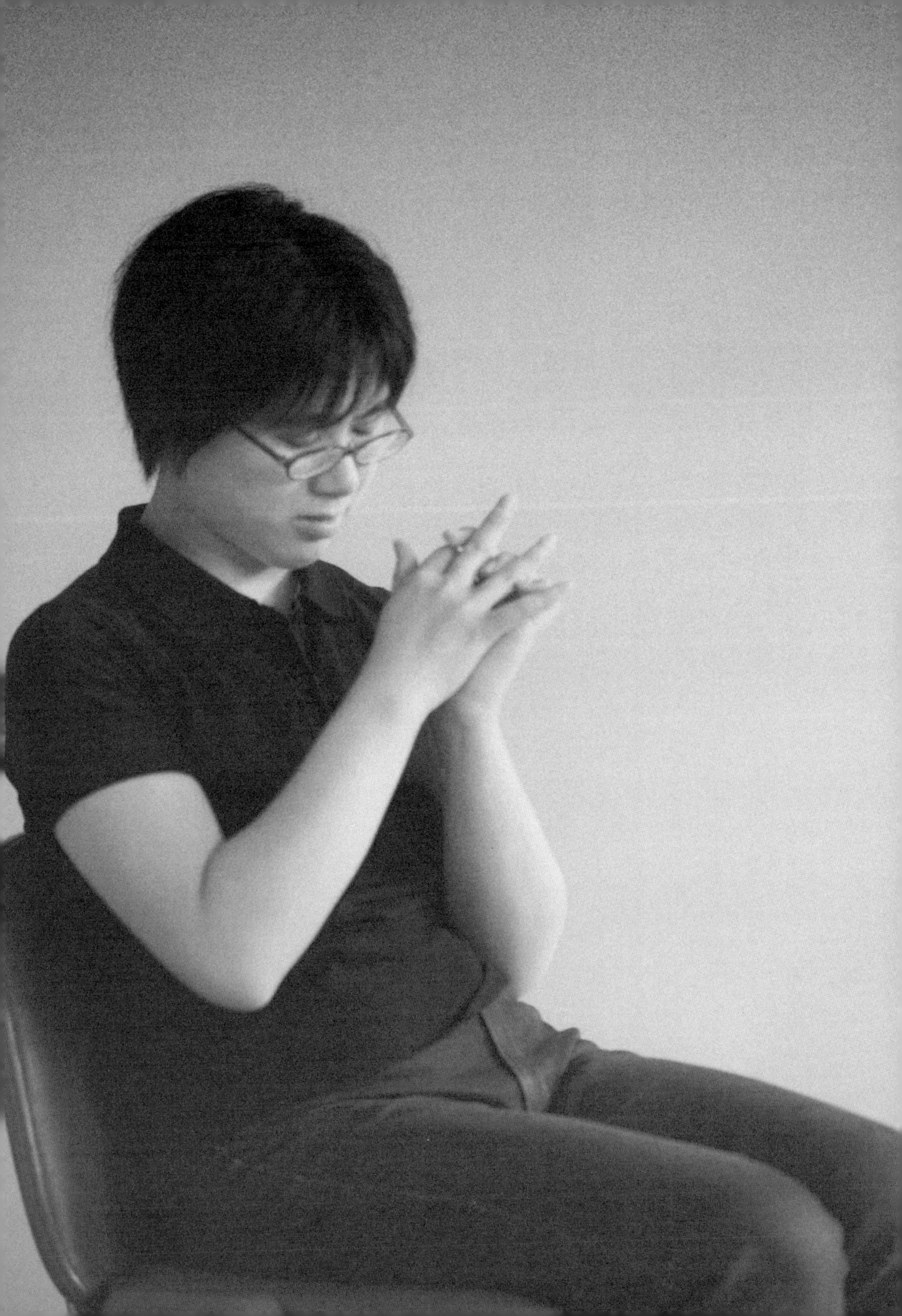

中里瑠美子様

「わからないことがわかるようになった」という中里さんの言葉の意味をずっと考えていたのです。リハビリをやってきて、たとえば自分のからだに注意を向けるとか、それまでできなかった動きができるようになるということはもちろんあったわけですが、わたしの体験として一番肝心なところは、たぶんこれまでのわたしにはわからなかったことが本当にたくさんあるんだということに気づいたことだろうと思いました。リハビリをしてわたしの何が一番変わってきたのかと言うと、それはこれまでの自分にはわかっていなかったことがたくさんあるのだということに気づいたということです。それがどういうことだろうかと考えていたのです。

今のわたしは少しずつ積極的に外に目を向けることができてきているのかもしれません。人と一緒に話すことができるのも少しずつ多くなってきました。からだが軽い感じやふわふわしている時には、たとえそれがわたしにとって不安定な感じがしても、話し始めると以前よりも話す時間が長くなっているようです。それから、落ち着いた気持ちでいられるということも以前にはもっと難しいことでした。からだが思うようにならない時にはイライラしてしまうことがよくありました。特に大学生の時には、どう動かそうとしてもからだが動かないことがありました。焦って、イライラするばかりでした。でも、今ではそんなことにはめったにならないことに気づきました。

わたしにとって自分の左側はずっと無視してきたけれども、本当は無視できないものでした。からだに力が入った状態は痛いんです。手や足がというよりからだ全体がなんとなく痛いという感じなのですが、右側で左側を押さえつけることに一生懸命になって、ほかのことに気持ちを向ける余裕はなかったのでしょう。動かなくなるということは、いつも「からだをどう押さえつけて、どう動かすか」ということばかり考えることでした。そうすることで、左側が無視できなくなり、右側で左側を押さえると安心感があり、楽になれるような気がしていたのです。左手に重いものを持たせると手が下がって楽になるという思いからずっと左で荷物を持っていましたら、母から「力こぶが大きくなるわよ」と言われたこともありました。でもそんなことを聞いても「力こぶ」と「力づくで左を押さえつける」ということを合わせて理解するということはなかったのです。ですからリハビリを始める前に中里さんと会って話した時、中里さんは「このままでは大変」とおっしゃいましたが、あの時のわたしは自分では落ち着いている「よい状態」だったのです。

わたしに起こってきた変化についていろいろ考えていると、からだの状態や自分の動きについて注意を向けたり考えたりするやり方が少しずつ変わってきているのでしょうね。でもそれはとても気づきにくいほどわずかな変化で、日常生活の何気ないことや中里さんとの話の中で「そう言えば…」という形で考えにできるものなのでしょうね。たとえば、最近、ふと気づくと左手を持っていないことが多くなりました。あまり暴れないから放ってあるという感じですね。また、朝起きると手が開いていることが多くなりました。最近では布団に左手が当たっていることが多くて、なんとなく嫌な違和感があるので気がつけばすぐに右手で持ってしまうのですが。足は「棒」というより「一本の線」のように感じます。時々それが「面」のように感じることもありますが、「線」の時のほうが自然な感じがするので、「棒」とか「面」のように感じる時はやはり違和感があります。でも以前のわたしには、こんなふうに自分のからだのことを感じたり、考えたりすることがなかったのですね。イライラすることも精神的な問題だからと思いながら、からだのことを無視して解決しようとしてきましたが、こうしたことも本当はからだに関わっているのかもしれません。

小川奈々

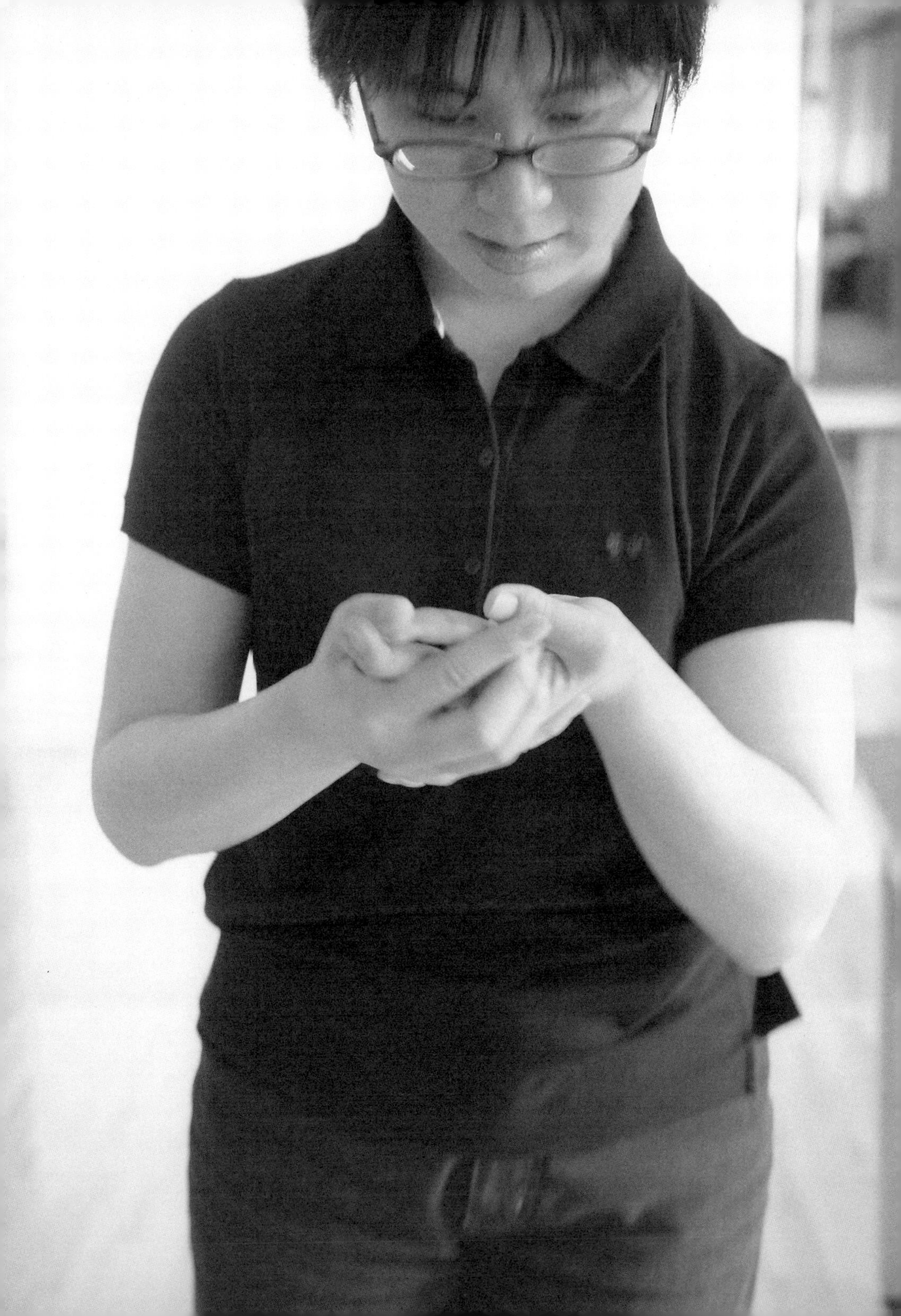

小川奈々様

奈々さんはずっと左手に話しかけてきました。不思議ですね。自分のからだに話しかけるということは普段、普通にあることではないでしょう？　奈々さんは右の手足や胸やおなかにも話しかけますか？　もし話しかけたりはしないのなら、なぜ左手だけには話しかけるのか、不思議です。あなたが言うとおり「左手はずっと無視できない存在だった」はずです。だから常に意識されてきたはずなのに、その存在感というのは自分のからだの一部につながらなかったということでしょうか。

からだのイメージということがリハビリの目標として大事であることがわかってきて、あなたといろいろなことをやってきました。自分のからだに意識を向けるということをリハビリとして意識し始めた頃から、「奈々さんにとって手とは何か？」と思うようになりました。これはもちろん今では手だけじゃなくからだ全部について言えることなのですが、当時は「手」についてそれを強く感じていました。ではわたしにとって自分の手はどんな意味をもっているのだろうかと考えてみました。いろいろと本を読んだりしていると、手とは「道具を操作して何かの行為を達成する直接の運動器官である」と書いてあります。でもわたしがリハビリをとおして感じた手の役割は、わたし自身を表現するということでした。自分の思っていること、感じていることを目の前の人になんとか伝えたい時に、口は言葉で、そして手は身振り手振りで自分の心を表現するのだと思いました。そう考えれば、手だけではなくからだ全体が自分を表現するためのものであると言えるし、立ち方とか座り方という姿勢や、歩き方、ドアの閉め方といった動きも、その時の自分の感情が現れるでしょう。むしろ言葉によるコミュニケーションよりもずっと多くのことをからだの表現をとおして知ることができると思います。からだとはわたしの心なのであり、特に手はそれが顕著に現れているのだと思うのです。そして突然気がついたのです。奈々さんと話していて、まったく身振り手振りのジェスチャーが無いことにです。もうその頃のあなたの左手はそんなに暴れなくなっていて、右手が左手から離れることもできたのにまったくジェスチャーがありませんでした。そのつもりで見ていると、首の動きやからだ全体の動きの中にもそのような表現が現れていないことに気づきました。「からだそれ自体がひとつの道具として自己表現という目的のために使われる」ということは、それまでも知識としては学んできました。でもこの発見によってそのことが非常に現実的なものになったのです。これはわたしにとってはすごく重要な発見でした。からだというものは自分の心とひとつになっているのだという発見です。そうであれば奈々さんがジェスチャーを使わないのは、手やからだが自分の心になっていないのではないかと考えたのです。そしてジェスチャーの話をあなたとするうちに、さらにわたしは衝撃的なことをあなたに教えられました。動きの意味が理解できないということです。「バレエやダンスはどう感じるの？」を尋ねたことを覚えていますか？　演劇は？とも尋ねました。すると「そういうことには興味が無いから観たことがない」とあなたは答えました。「動きの意味がわからない」とも。

本の中の世界のイメージについても「場面の視覚的なイメージしかしなかった」という答えでした。主人公と一緒に海辺の風を感じたり、川底の砂の感じを足で感じたりした経験はまったく無かった、と。あれほどの読書家で語彙もたくさんあるのに、からだに関する言葉を想起できなかった原因はこれだったのかもしれません。

バレリーナの手の動き、タンポポの綿毛の飛ぶ様子、らせんや波線を「柔らかい」とイメージしたり、柔らかい色合いとか音というイメージもできますね。これはすべてわたしたちの心が創りだすイメージですが、あなたはそうした「柔らかい」というイメージを思い描くことができないと教えてくれました。他にも「軽い動きと重い動き」という感覚もわかりませんでした。このような「柔らかいと硬い」「軽いと重い」というイメージは、自分のからだの知覚をとおしてイメージが創られ、概念になっていくものかもしれない、そう考えるきっかけをあなたが教えてくれました。だからわたしがリハビリをとおしてあなたにいつも尋ねなければならないことがはっきりしてきました。

あなたの手はあなたの気持ちを人に伝えていますか？

人のからだはあなたにその人の気持ちを伝えようとしていますか？

中里瑠美子

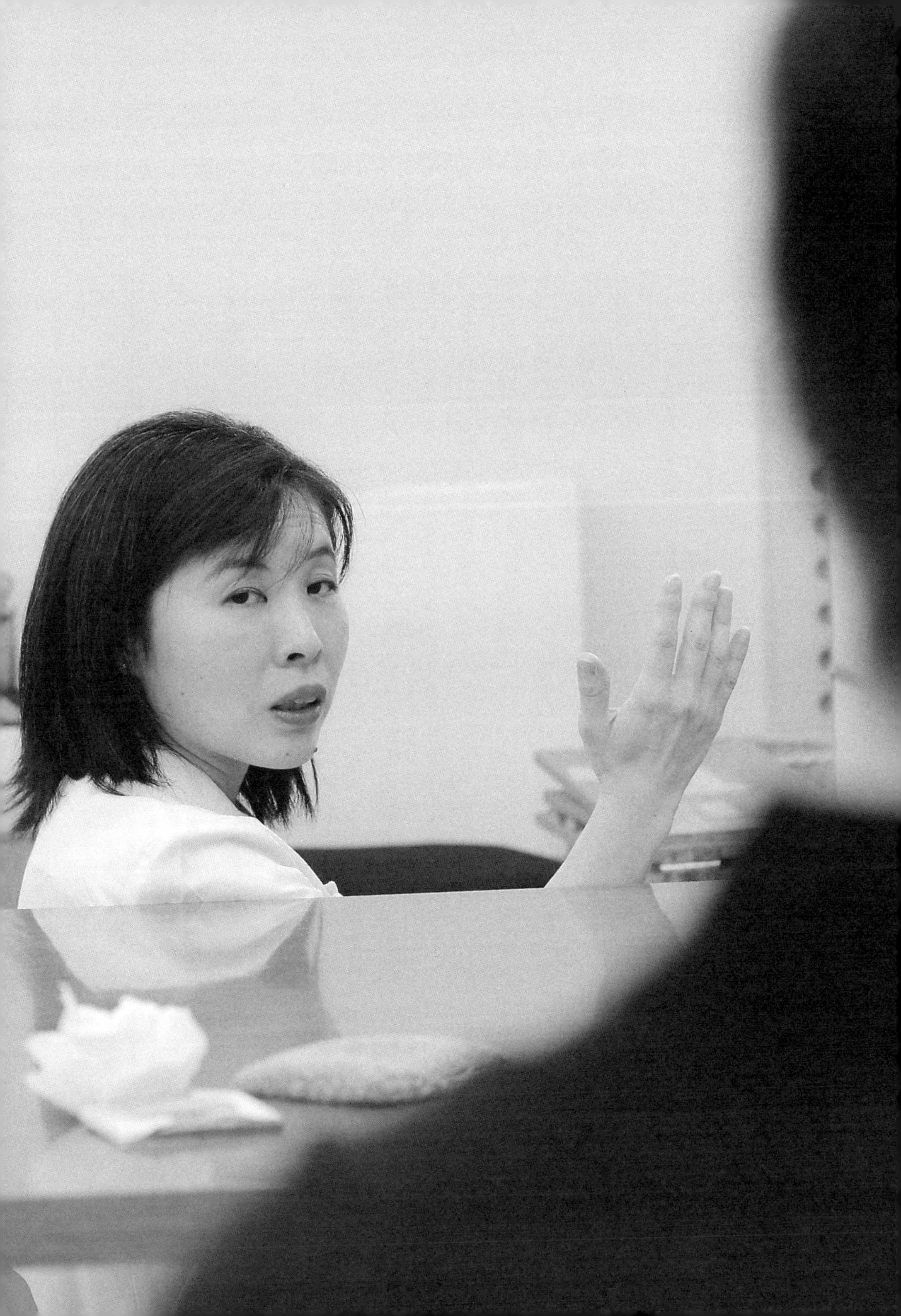

中里瑠美子様

　わたしは左手に話しかけることはありますが、右手やからだのほかのところに語りかけることはありません。じゃあ何を左手に話しているのかと考えました。右手を握ってしまって離れない時には「痛いから、一度離れて！」と思ったことが何度もあることを思い出しました。右手に傷があって、そこに左手が当たってしまった時は、はっきりと「右手が痛い」とわかったのでしょう。そんなふうに左手はわたしにとって話しかけるものだということが自然だったので、それがどうして起こるのかを疑問に思ったこともなかったし、その左手がわたしのからだの一部だと自分が思っているのかいないのかということを考えたこともなかったのだろうと思います。

　手とは何か？　わたしにとって手とは何かをするための手段であるということだろうと思います。からだの表現で感情を表わすということは、わたしもそんなことはあるだろうという気がします。扉の閉め方とか座り方で感情を表わすことができるということもわかるように思います。でもそれは、からだの動きそのものというよりも、それに伴う表情や音などから感情が伝わってくるのかなとも思います。たぶんわたしならば、たとえば扉を閉めるということで言えば、閉めた人のからだというよりも、そのドアに意識が行くのかなと思います。

　わたしが何かの気持ちを伝えようとする時、ジェスチャーを使っていないということには気づいていませんでした。人が話をする時に、手を動かしてその様子を表現しようとしていることはわかります。だからわたしもきっと同じようにしているのだろうと思っていました。でもリハビリの中でジェスチャーが課題になった時には、それをどう表現していいのかわからなかったのです。「どう動くか?」とか、その動きが「どんな様子か?」ということまで意識が向けられなかったのですね。動きに「柔らかいと硬い」とか「軽いと重い」といったことがあるとは考えてもいなかったのです。「柔らかい」と言われると、そのことを考えようとしますが、すると動きそのものに注意がいかないようになります。バレエやダンスのお話も出ました。からだの表現に注意を向けるというよりも、台詞や音楽や顔の表情でその作品の雰囲気を感じ取ろうとしているのでしょう。だから、ジェスチャーとか、からだの表現ということがリハビリの課題に出てきた時も、自分では気持ちを伝えるということとからだの動きとを繋げるようなことを普通にやってきたと思っていたので、本当はそれができないということがわかって驚きました。

これもわたしの発見でした。自分では周りの人の動きを見ながら、その意味をしっかり理解できているつもりでした。でもリハビリの課題をやってみて、もっと細かく自分のことを考えていくと、たとえば演劇を観ても話の流れを追うだけで、役者の動きから自分が何を感じ取ったかということをほとんど覚えていないことがわかりました。この間もフィギュアスケートをテレビで観ながら、その動きの表情を捉えようとしてみたのですが、音楽やステップ、表情を見ているにもかかわらず、その手の動きや動きそのものの様子については「どんな動きか?」とか「何を表現しようとしているか?」ということに意識が向けられませんでした。それまで意識していなかったことをよくわかるように言うのは難しいですね。

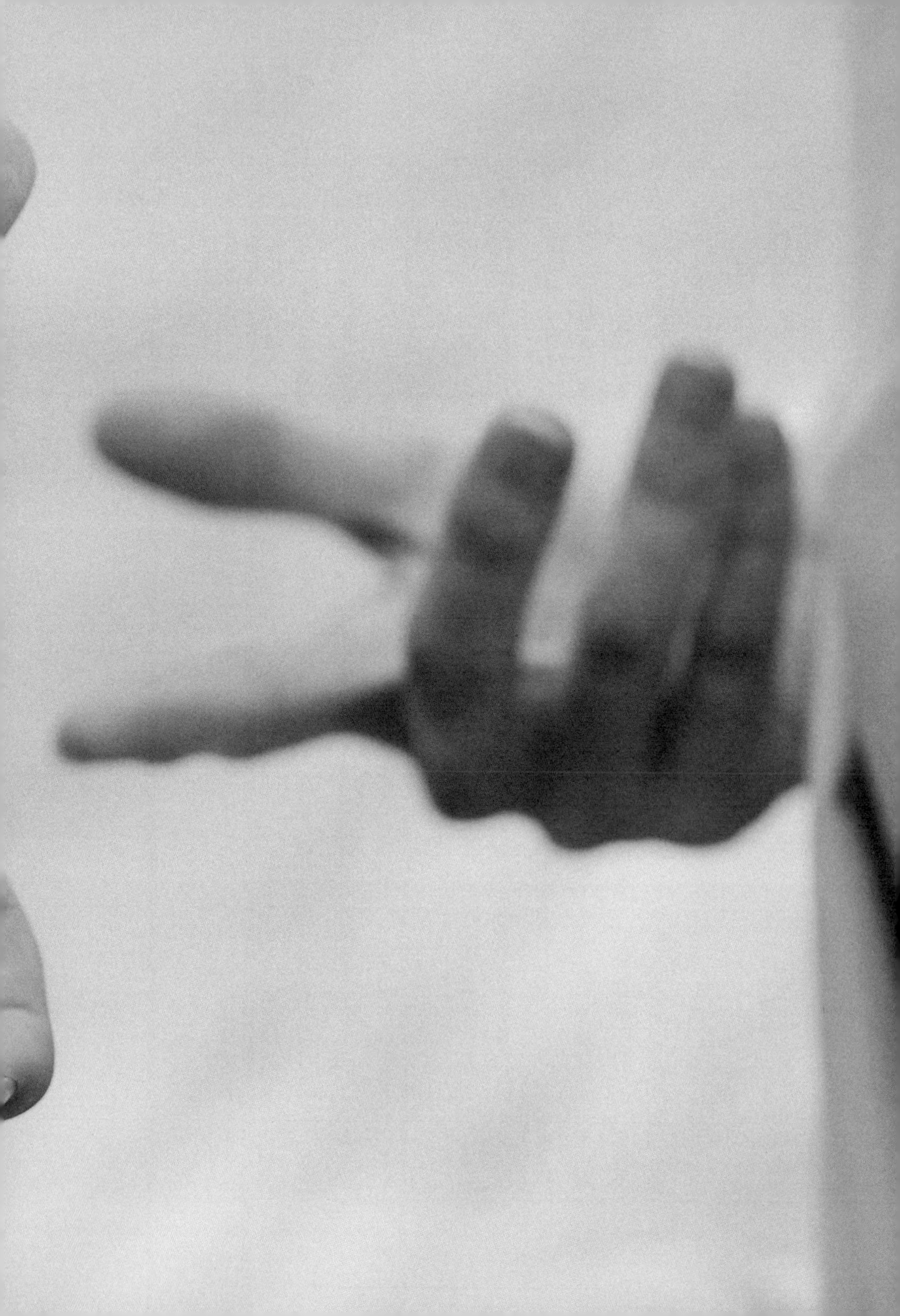

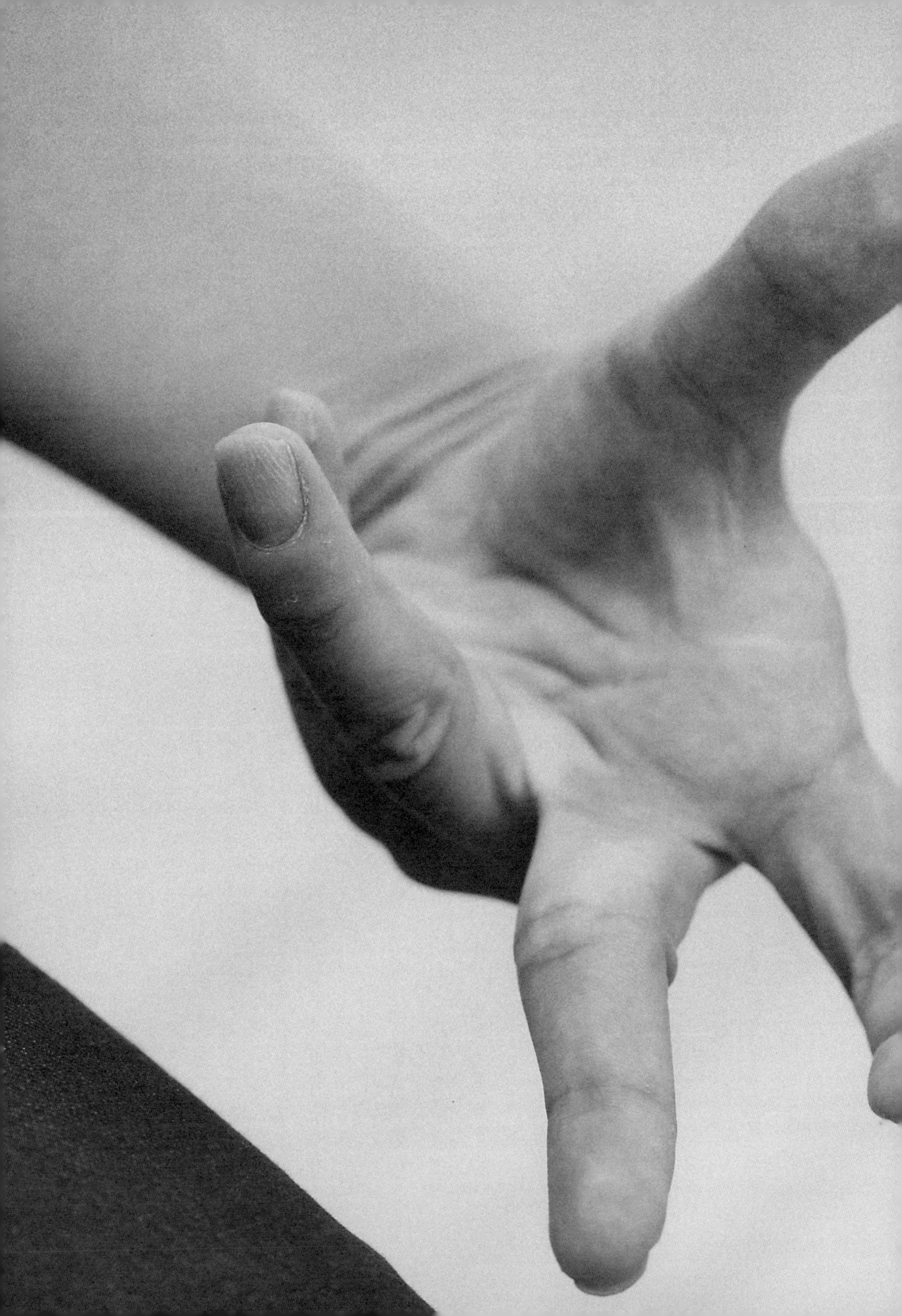

小川奈々様

これまで奈々さんと「からだ」についてずっと考えてきました。その中で少しずつはっきりしてきたことは、奈々さんにとって麻痺があるかないか、上手く動くか動かないかという「機能」は「機能」の話であって、自分のからだ、自分自身という存在感に関わることはどうも別物であることがわかってきました。一年ぐらい前からリハビリの時間にあなたが盛んに言っていた言葉は「確かにそうだけど、このほうが落ち着く」でした。「こっちの形のほうが身体の正しい姿勢だとわかっているし痛みや変形が出にくいともわかっている。だけど、そうでないほうの姿勢、つまり足関節や骨盤が歪んでしまっている形のほうが落ち着く」と、あなたははっきり言い切っていました。歩く時も足の裏を地面に着けて歩くことができるのに、足の裏ではなく足の甲の外側を着けて歩くほうが「違和感がない」と話してくれました。だから、あなたの言う「落ち着く」とか「違和感がない」という感覚とは一体なんなのだろうと考えてきましたね。

この間、あなたと話していた時、その答えが出たように思いました。わたしは自分で想像してみて、たとえばもし今のこのわたしが「三本目の手をつけてあげる。だって手が三本あったら今よりもずっと作業がはかどるから」と言われたら、やはりわたしの答えは「いらない」だろうと話しました。なぜなら、この二本の手を持った今の自分こそが自分だからです。三本の手なんて想像もできないし、違和感があるだろうと想像することができますよね。この同じ問いを奈々さんに向けてみたら、あなたからも「わたしだって同じ。いらない」という答えが返ってきました。その理由はわたしとまったく同じですね。今のからだこそ奈々さん自身だから。

「左手が使えるようになる」とか「左足が右足と同じように動くようになる」ということは、奈々さんにとって本当の意味ではイメージできないし、本当にそうなりたいというような気持ち、感情も実はよくわからないと、あなたは言いました。それまでのわたしにとってはそれが驚きの事実と思えたし、奈々さんにとってもそうだったかもしれません。それまでわたしたちがリハビリの目標の、結果としてこうなればいいと考える現実的な結果とは「からだが思ったとおりに動くようになること、つまり麻痺を改善すること」だったし、それがわたしたちの共通目標だと思っていたわけです。でも、それは本当の意味で共通ではなかったということがわかりました。

あなたは「一方ではこの状態が自分だと思うし、もう一方ではイメージはできないにしろ左半身が右半身みたいに動くようになりたいと思うので、どっちが本当の気持ちなのかすぐには答えが出ない」と言っていました。そんなふうに、現在の「どちらとも言えない自分」が奈々さん自身です。そうであればわたしたちのリハビリも「どちらとも言えないあなた」の状態から始めて、わたしたちの共通の問題や目標をみつけていかなければなりませんね。だから今のあなたのことをもっと教えて下さい。

これがわたしの発見です。リハビリを始めた時に戻ってしまったわけではないけれど、これまであなたと話してきたことから、何か共通の出発点がみつかったように思っています。

そうそう、不思議なこともありました。奈々さん自身は気づかなかった、つまり違和感も無かったけれど、足の裏を地面に着けて〝普通に〟同じスピードで交互に両足を出して歩いていた時もありました。あれは一体なんだったのでしょうね。奈々さん本人さえも気づかないうちに〝左右同じように〟動きが生まれたということなのですが、違和感さえ無ければあのような状態が創れるのでしょうか？　なぜ違和感がなかったの？

中里瑠美子

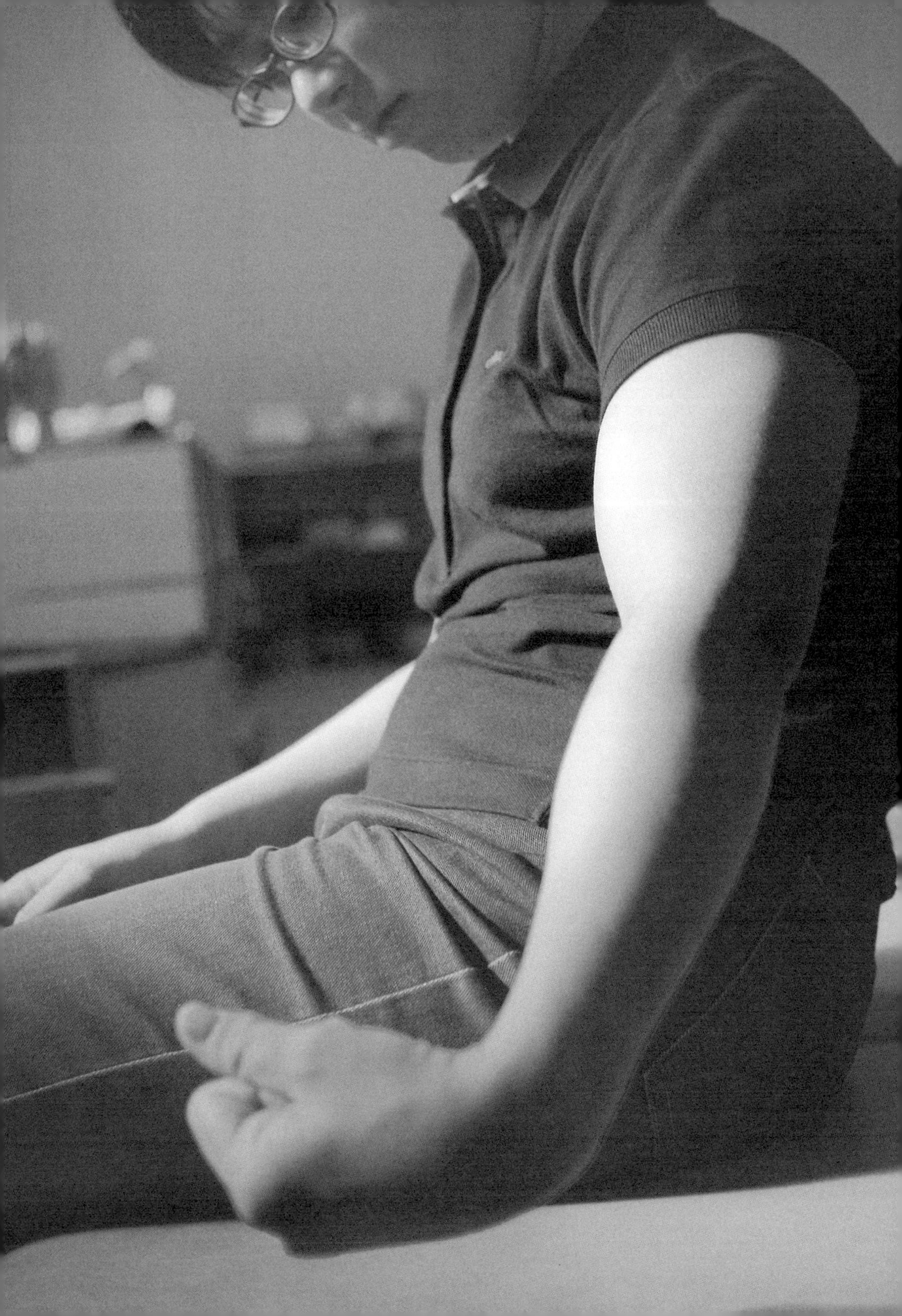

中里瑠美子様

からだの存在感ということについて、わたしも考えてみました。いつの間にか頭に浮かぶイメージというものは「今の」姿だけのように感じられてなりません。よく歩けていると家族から言われる時には、かえって自分では違和感があります。むしろ自分にとっては、足が地面につかない状態のほうが落ち着くように感じます。力が抜けているという状態は、なんとなく自分がなくなってしまうようであり、うまく歩けている時には地面にじっと目を向けていないと不安なのです。一般的にそれがきれいだとされる動き、まっすぐな姿勢というものがどういうものかは理解できるように思います。でもそれがわたしにとっては違和感なのです。「嫌な感じ」と言ったほうが当たっているかもしれません。だからそんな状態を受け入れたくないと思うのでしょうね。リハビリで右側のイメージを左側に移そうとしても左側そのものが浮かんでこない時もありますし、たとえ左側が浮かんできてもそれが右側と同じように動くイメージを浮かべようとすると、途中から左が消えてしまって右側の動きしかイメージできなくなる、ということですね。だから、わたしにとって一番落ち着くのがそれまでの状態なのでしょうし、「からだが思うように動く」ということそのものがわたしにとって曖昧なままなのです。でもその一方で、今のわたしは確かに「からだが思うように動くこと」、つまり「右のように自分の意志で動かせる状態」を目標にいろいろなことを考え始めているように思います。だからこそこうした違和感とか嫌な感じを意識するようにもなってきたのでしょうから。これが中里さんのおっしゃる「どちらとも言えない」今の状態だと思います。わたしにとって「左手が動く」ということをイメージするにもそれが浮かばないということはあるのですが、「左手をどうしたいのか?」と尋ねられれば「動かせるようになりたい」と思うのです。でもそれは今のわたしにとっては自然な状態ではないことも確かです。「よい姿勢」とか「上手く動く」という状態を頭の中では「客観的」なこととして優先させようとしているのでしょうし、自分が嫌な状態にいることに敢えて目を向けないようにしているのでしょう。だから、自分が頭で考えてそれは客観的によいと思える姿勢にならない時、左側に「上手く動いて」と言ってしまうことがあります。それも上手くいかないと左側がわがままをしているように思えることもあります。でも一方では、そんな状態はわたしにとって違和感があり自然ではないし、嫌なので、本当は受け入れたくないと思っているのです。これが「どちらとも言えない」ということですね。

自分でも違和感なしによい状態で歩けている時があるのはなぜなのか、わたしにもよくわかりません。同じようなことが時々あることは思い出します。たとえば食事をしてお酒を飲んだ後、何か考えごとをしながら歩いている時です。こんな時、特にからだに意識を向けているわけではないのですが、いい歩き方をしていると言われることがあります。自分でもなんとなくからだが軽いとも思いますが、その時の足や手がどうなっているのかということまでは意識がいっていません。

これまでは当たり前と思ってきたことが自分の中で崩れていってしまったのでしょうか。自分のからだについての認識がいかに曖昧でわからないものであったかと思うと、とてももどかしい。

小川奈々

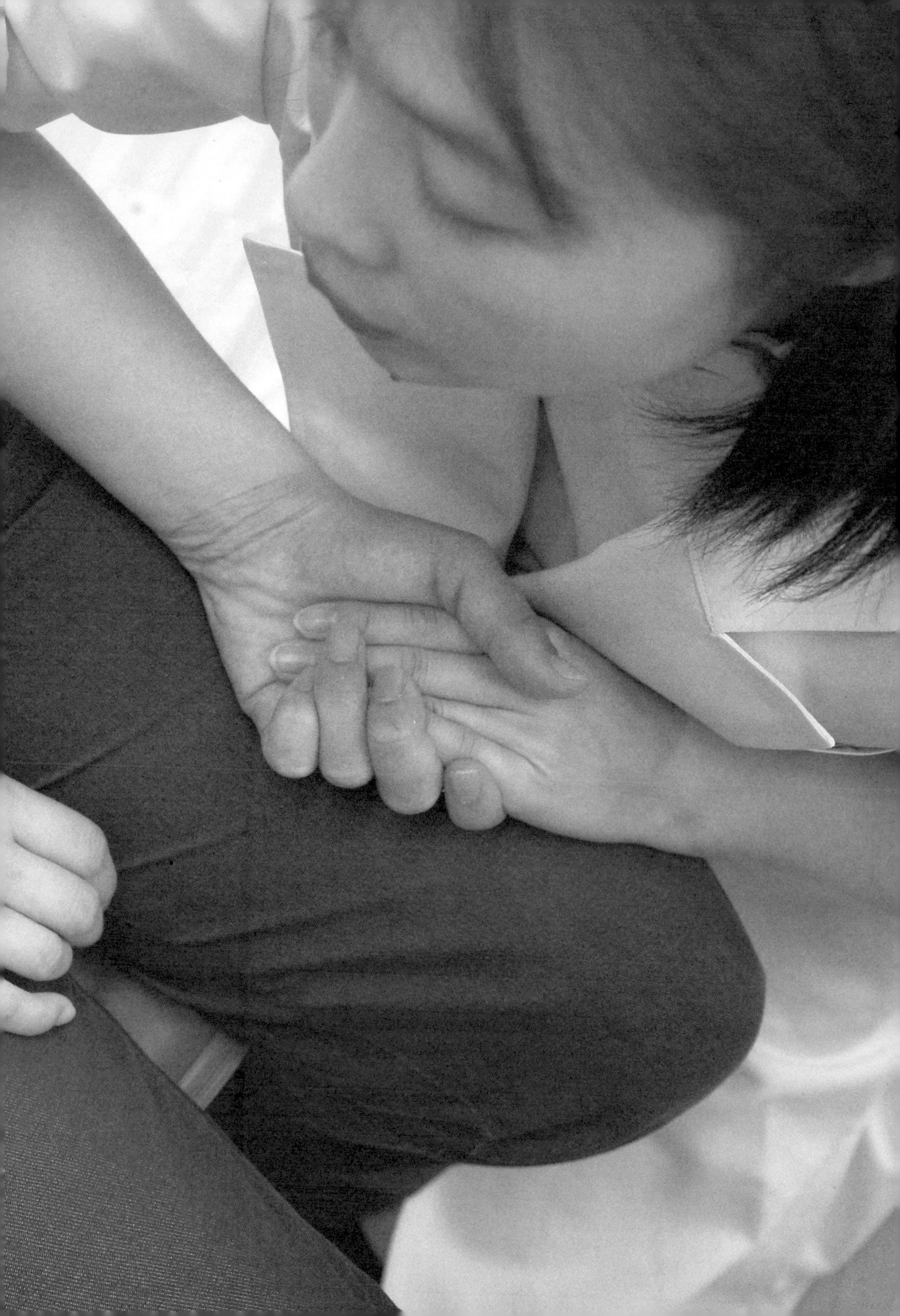

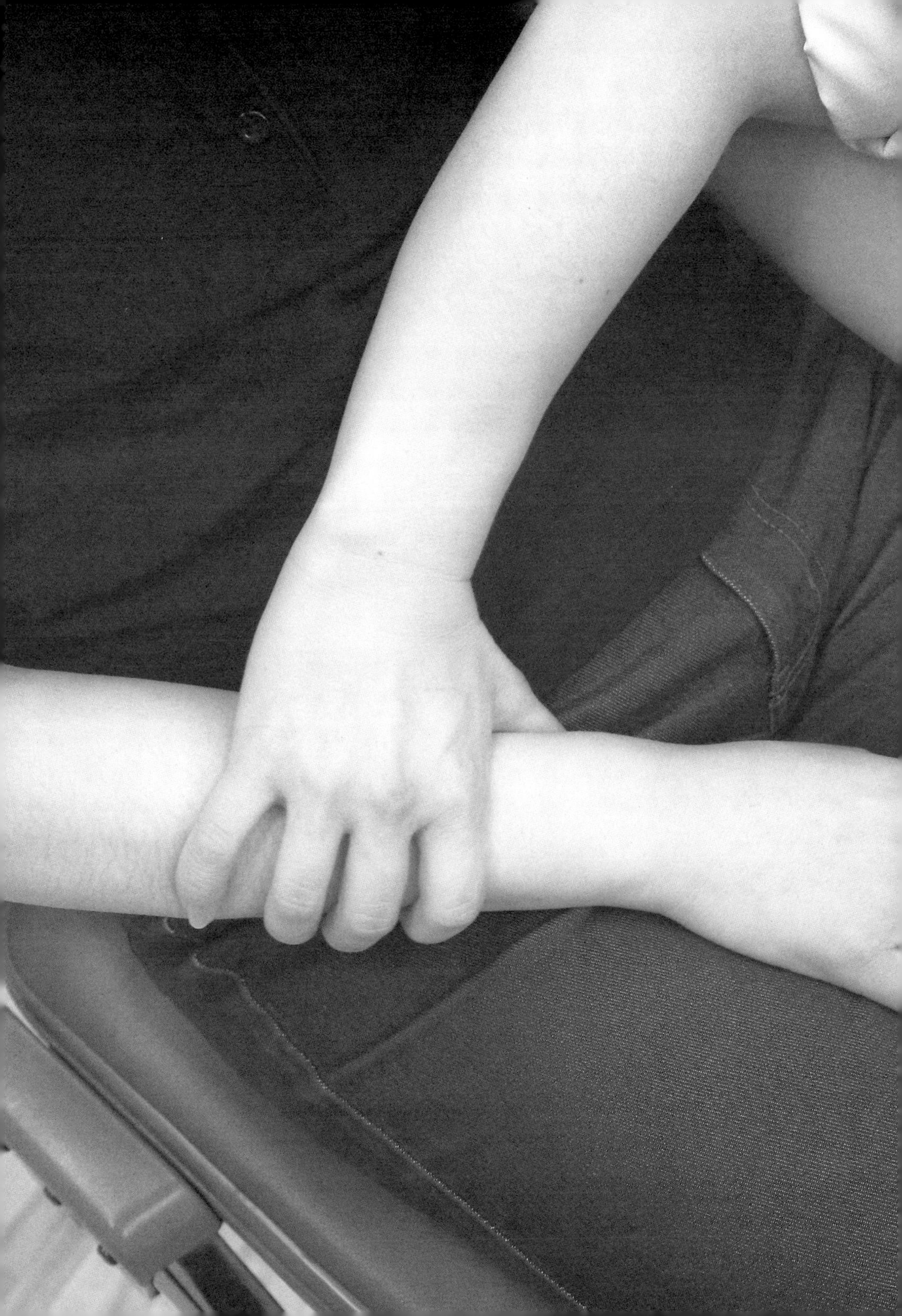

勅使川原三郎さんのワークショップでやったこと

＊ 立った状態で最初は向かい合って呼吸を真似した。
＊ 勅使川原さんの背中を見ながら呼吸を真似した。
＊ 手を閉じたり開いたりしながら呼吸した。手の動きは風船をイメージするようにし、閉じる時に息を吐き出し、広げる時に息を吸った。動かしたのは右側だけだった。
＊ 手だけ↓手首も↓肘を少し伸ばす↓大きく肘を伸ばす↓右の方向に動かしてみる、というように動かしていった。また、肩だけ、肘だけを動かしながら呼吸もした。最初は勅使川原さんと一緒にやり、次に自分で好きなように動かしてみた。
＊ 少し休憩。手を振って今までの動きを忘れた。
＊ 座って呼吸の方法について話をし、その後、呼吸のみをやってみた。
↓吸い方は、一）口を大きくしたまま吸う、二）からだを横に広げるようにして吸う、三）口を大きくして短く吸う。

↓吐き方は、一）少し口をすぼめてゆっくり吐く、二）口を小さくして長くゆっくり吐く、三）口は大きいまま短く吐く。
＊ 落ち着く時の呼吸の仕方を意識してみた。運動している時、静かにしている時では違うといったイメージで。
＊ 最初は勅使川原さんと一緒にやってみて、次にそれぞれ好きなようにやってみた。
＊ 寝た状態で呼吸をしながら、右手を伸ばしたり、ゆるめたりした。この時、足も伸ばしたり

ゆるめたりした。また伸びている時に息を吸い、ゆるめる時に吐いた。

＊足だけ曲げたり伸ばしたりした。左側でもやってみた。この時、曲げた時に息を吐き、伸ばした時に吸った。

＊足の先を内側にしたり外側にしたりした。この時、外側の時に息を吸い、内側の時に吐いた。

＊座った状態で、手を最初に立っていた時と同じように動かした。徐々に、左側や後ろまで動かすようにしたり、上や下まで手を持っていったりした。この時、手を大きく広げることで空間を広げるようにイメージするよう意識した。

＊立って呼吸をした。最初と同じように勅使川原さんの背中を見ながら、それに合わせて呼吸した。

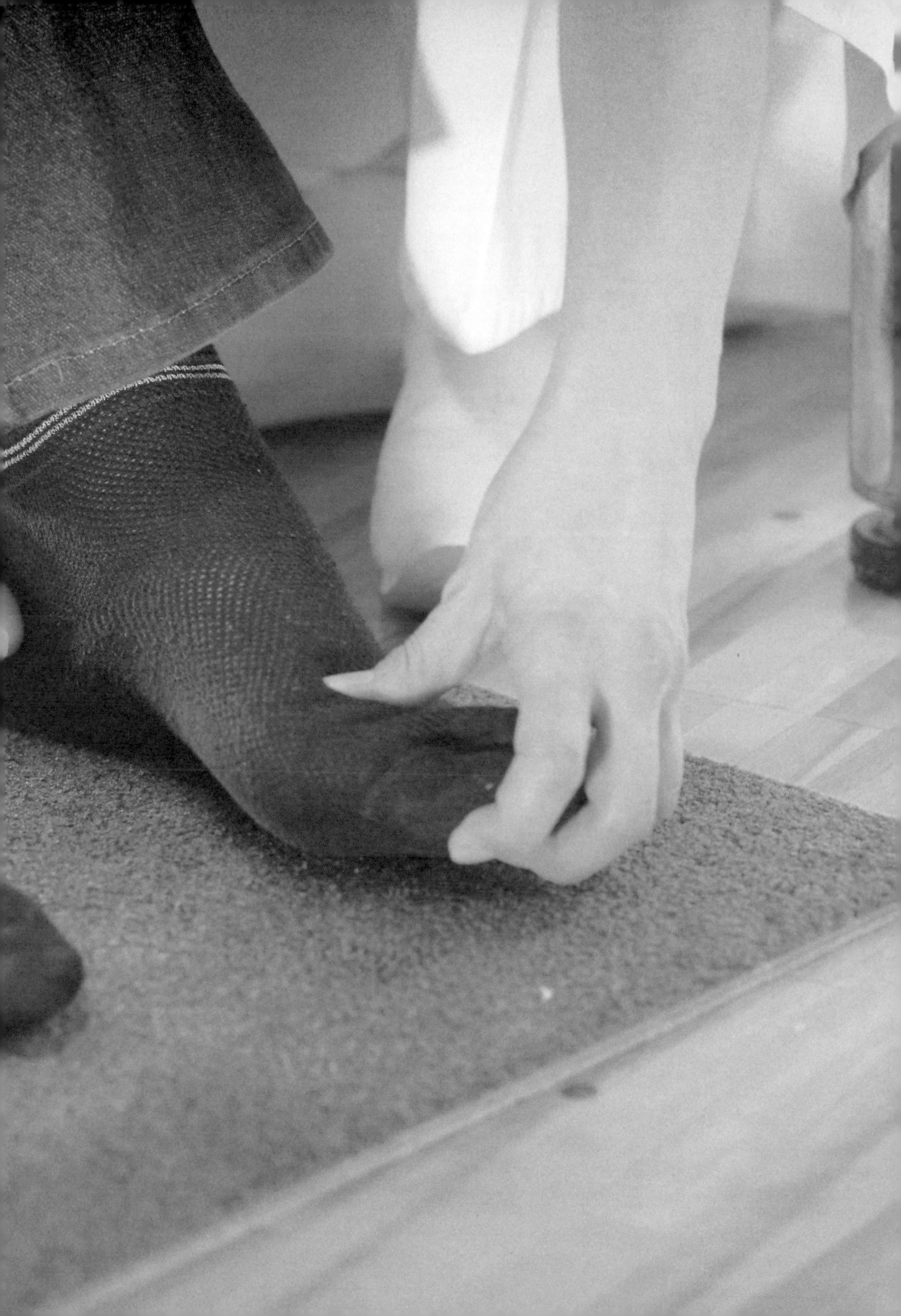

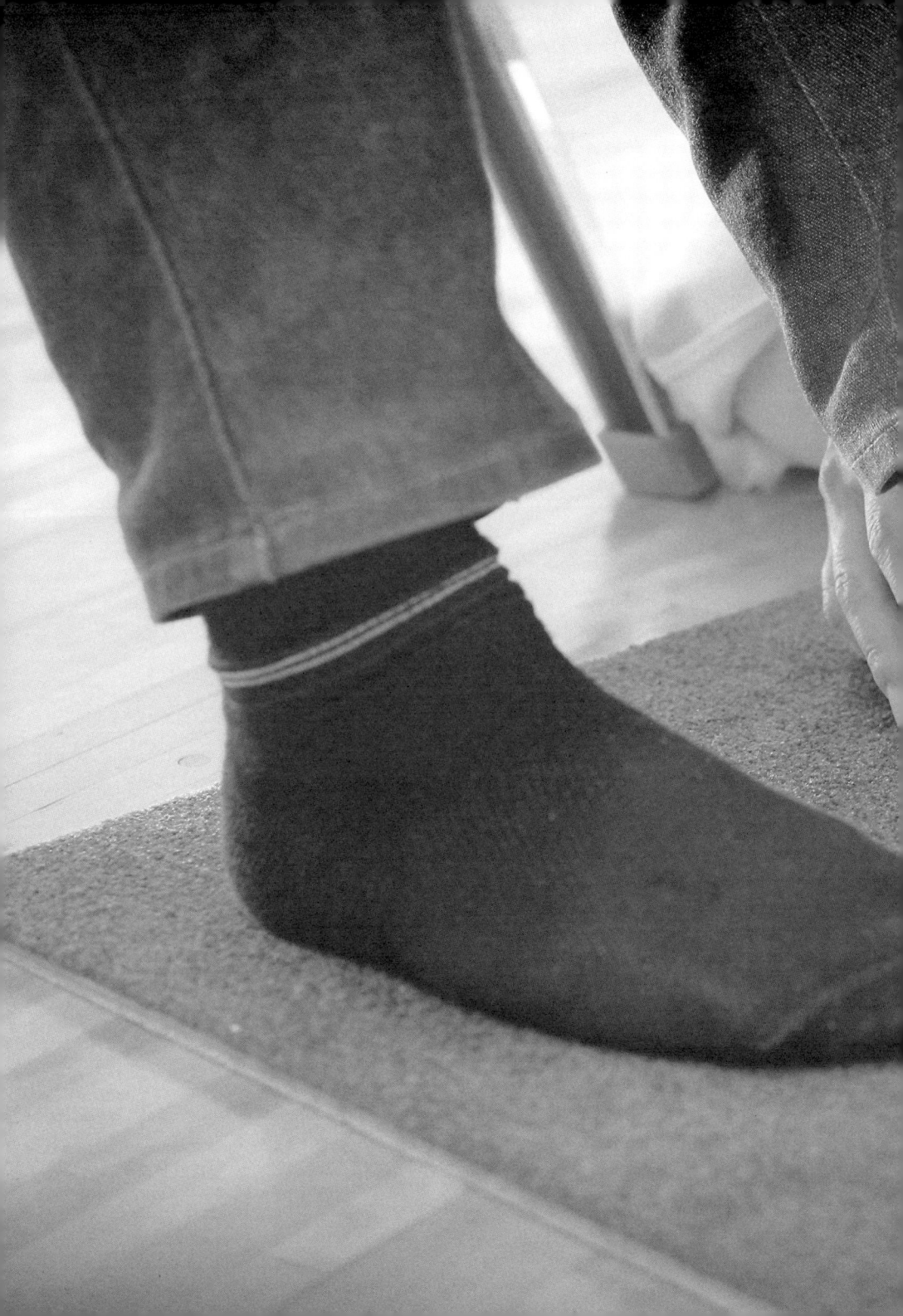

中里瑠美子様

勅使川原さんとの時間は本当に楽しかったです。わたしにとってからだとはどういうものか、からだを動かしたり呼吸をしたりした時にどんな感じがしたか、そんなことでわたしの思うことを書きました。

あの時、最初はどうしたらよいかわからなかったのですが、途中からだんだんからだを動かしたり呼吸をしたりするのが楽しくなりました。終わる頃には、楽しいという気持ちでいっぱいでした。右手だけが動いている状態があんなに長く続いたことに驚きました。これまで、右手を動かそうとすると左手も緊張してしまい、どうしてもそれを右手でかばわずにはいられなかったのですが、だんだん放っておいても平気だと感じられるようになりました。後で考えてみると、その時は左手がないように思えたし、右側が動いていたという感じもあまりないように思えました。確かに右側を動かしているという意識はあったのですが、それがどう動いたかということよりも、ただ遠くに動かしたということと、自分の周りの空間が拡がったような気がすることしか浮かんできません。わたしの周りにはこんなに広い空間があったのですね。

わたしのからだとはどんなものかと考えてみると、いつも右と左を分けて考えていたようです。いろいろ考えていくと、そうして常に右と左に分かれているのがわたしのからだなのではないかと思えてきました。でも不思議です。勅使川原さんと呼吸をしている時にはそんなふうにからだを右と左に分けることもなく、左側が落ち着かないことも嫌な感じもなかったのです。左側がないということではいつもと同じ状態だったはずなのに、それが不安ではなかったのです。いつもは、たとえ右側が左側をかばうことができない状態であっても、意識だけは常に左に向けてかばおうとしなければ不安で仕方がなかったはずなのに、なぜあの時はそうではなかったのでしょう。左側がない状態なのになぜあんなに楽しかったのでしょう。不思議です。わたしにとってははじめての体験でした。

勅使川原さんのワークショップがある以前から、自分のからだとはどのようなものだと思うか、左側が右と同じように使えるという状態を自分ではどのようにイメージできるかというように中里さんから聞かれていました。左側が使えない状態がわたしのからだなんだということ、使おうと思えば思うほど逆に力が入っていっそう思うようにならなくなり、思いどおりにしようとするよりもいっそ無くなってしまったらいいと思うこともあります。不安定な感じのほうがうまくいっている時の嫌な感じよりもいいと思うことも変わりはありませんし、以前ほどではありませんが、左を右と同じような状態としてイメージすることが難しいことも変わりません。だからと言って全部が以前とまったく同じということでもないと思います。これまで意識することもなかったことで最近気づいたことがあります。それは、自分の手が固いものだということです。

わたしの左手について、中里さんは勅使川原さんに「以前はごつごつした手だった」と話していましたね。それを聞いて気になっていたので、それがどんなことかと思い返してみたのです。わたし自身は自分の左手がいくら緊張した状況であっても柔らかいものという認識がありました。それが最近、手が開くようになって右手でさわってみると骨などが当たり、手が固いように感じられて驚きました。中里さんの話ではわたしは右手がきれいで左手はごつごつしているということでしたが、わたしにとっては左手はプヨプヨしているもので右手は使うものという感じ方です。形にしても、見た目では右手と左手は同じような形をしていますが、左手のほうが小さく感じます。だから右手と左手を同じようなものとしてイメージすることは難しいのでしょうね。同じようなことがからだの縮み具合についても言えます。右と左が違うのです。この間のワークショップで、息を吐く時に手を閉じていく動きをやりました。右側では手や腕を縮めるようにイメージすることができましたが、左側では伸ばす時にはあまりイメージが浮かんでこないで、縮む時にはからだ全体の動きよりももっと小さく縮んでしまうように思いました。ちょうど紙がクシャクシャになるような感じです。ですから左手の感じは小さいのに、実際に右手で触れてみると感触も大きさも違うので本当に妙な感じに思えるようになってきました。

最近は調子もよく、足をちゃんとつけたまま歩けたり、何かをやっている時も左手が動かないでじっとしていることが多くなりました。左手に力が入ったり（左手の力こぶが大きくなっているように思います）、伸びた状態になったり、握った状態になったりということはあるのですが、力が入ることなく開いていることもあります。でもそんな時はモヤモヤした不安定な感じです。

「もし右と同じように動けるようになったら」と「わたしにとってからだとは何か」ということについてはもう少し考えてみようと思います。

小川奈々

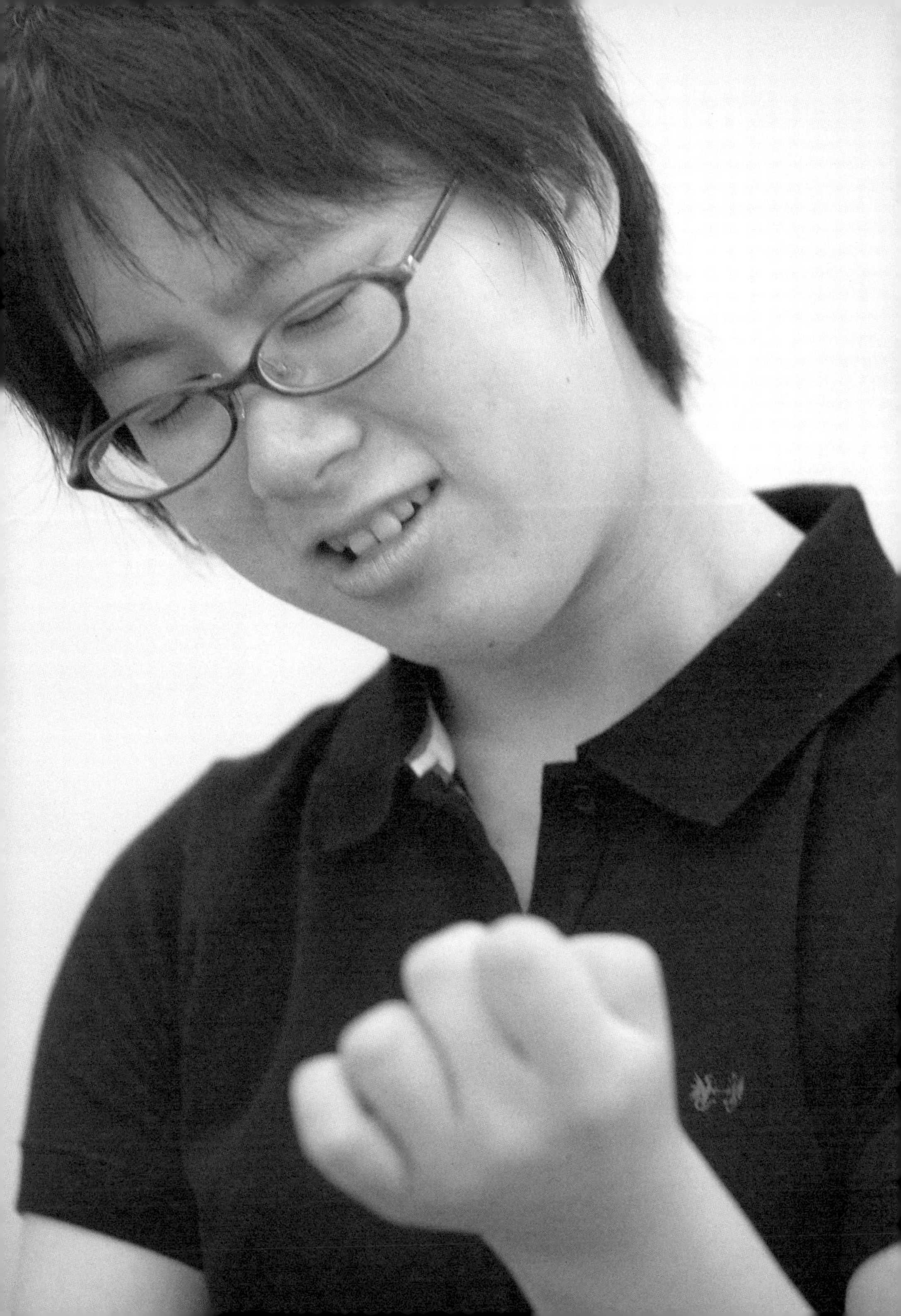

中里瑠美子様

誕生日のメールをありがとうございました。とてもうれしかったです。手について、からだについて考えていました。最近、少し足が着きにくくなってしまったので、どう歩いたらよいかを考えることも多くなりました。でも足が着きにくくても手は開いていることもあり、そんな時に手をさわっているとなんだか変な気分になってくることがあります。

中里さんからいただいたメールに「手をさわってみてどんなふうに感じますか?」とありました。自分では左手がふにゃふにゃしたものだと思ってました。その思いが残っているためでしょうか、右手で左手をさわっていると妙な感じがします。これまで左手をさわる時には押さえつけることが多かったのですが、最近では撫でてみたり、揉んでみたりすることも多くなりました。特に左手の指をさわる時になんとなく違和感があります。指が固い感じがするというのがとても変に思えるのです。わたしとしては左手はフニフニしていて、すべすべしているものという感じですから、そこにさわってみて指紋があったり、骨が当たったりするのを感じると変な感じです。何回かさわってみても、これが自分のものという気がしないのです。形にしても、左手を開いて右手と見比べてみると、それが「手の形をしている」ことや「右手と同じくらい大きい」ことにびっくりし、変な感じがします。最初に左手が開き始めた頃は手が手の形をしていることに驚く気持ちが先にたっていたのですが、最近では手が手の形をしていることに対する違和感のほうが大きくなってきました。手の形をしていることはもちろん当たり前だと頭ではわかるのですが、それを見たり、撫でてみたりしてもやっぱり違和感が残ってしまうのです。爪のあたりではそうではないのですが、手のひらから先の関節ぐらいまでもさわっている時に強い違和感があります。力が入っていない時は、まるで左手が物のように思えることもあります。これはわたしのからだの一部だとわかっていても、これがわたしの手であることのほうが不自然な気がするし、何かが違う気がするのです。

中里さんのメールには「手の表情」ということもありましたね。リハビリの時に握手をしてみて、握り方の強さで感情が変わるという話が出ましたが、そういうことでしょうか？　手には表情というものがあるということはなんだかわかるような気もするのですが、それが自分の感情を表わすだけでなく、誰かに何かを伝えるものでもあるということになると見当がつかなくなってしまいます。わたしの左手の場合、握りしめるということはそうして握りしめる形を作ることがあっても、それが何かを表わすことはないように思えます。右手の場合、わたしにとってそれは何かをするためのものだという感じがありますが、左手の場合、特に指先のほうではわたしの意識の中にないという感じです。

話が少し変わるのですが、わたしのからだに関する意識ということで気づいたことがあります。今週の月曜日に大学の学生から学内のユニバーサルデザインについてインタビューを受けました。学生たちが車椅子の体験などをしながら学内がどれくらい便利か、不便かを考える授業の一環だそうです。「どこが不便と思うか」「一番直してもらいたいところはどこか」「杖はつかないのか」といった三つ、四つの質問を受けました。それに答えているうちに、わたし自身は別に「歩くこと」にそれほど不便は感じてないのではないかと思いました。学生やその場にいた先生は歩くことに対する不便について尋ねていたのですが、わたしが気にしているのは足よりも手で、それがどこかに当たらないかとか、どこかに挟まれないか注意しなければいけない「扉」のほうが大変だと答えてしまいました。質問の答えになってなかったのですが、後から考えると、わたしは歩くことより手のことを気にしているのだなということがわかりました。確かに下り坂が歩きにくい、エスカレーターに乗るタイミングがつかみにくいといったことはあるのですが、どちらかと言うとそのために手が固くなってしまうことのほうに気をとられてしまうことのほうが多いのです。これまでも左足が固まってしまって動けない状態の時には、同時に左手も固まってしまうことが多かったのですが、そんな時には手をどうやってほぐすかということに考えが行ってしまっていたと思います。もちろん左足を無視していたということではないのですが、重点が手にあったわけです。このインタビューでそんなことが出てきて自分でも驚きました。

わたしの左手は右手でかばうもののようです。右手のようにそれを使うものとは考えていなかったと思います。実際に何かを押さえたり支えたりする時に左手を使うことはあるのですが、それがどんなふうに動いているのかとか、どんな様子なのかということを思い浮かべることができません。自分のからだなのにと思ったり、そこに右手と同じようにしてあるのを見た時に違和感があったり、その一方ではそれは無いものと考えていたりというように、わたしのからだについて考えることと感じていることがとてもばらばらで、矛盾しているように思えるのです。

小川奈々

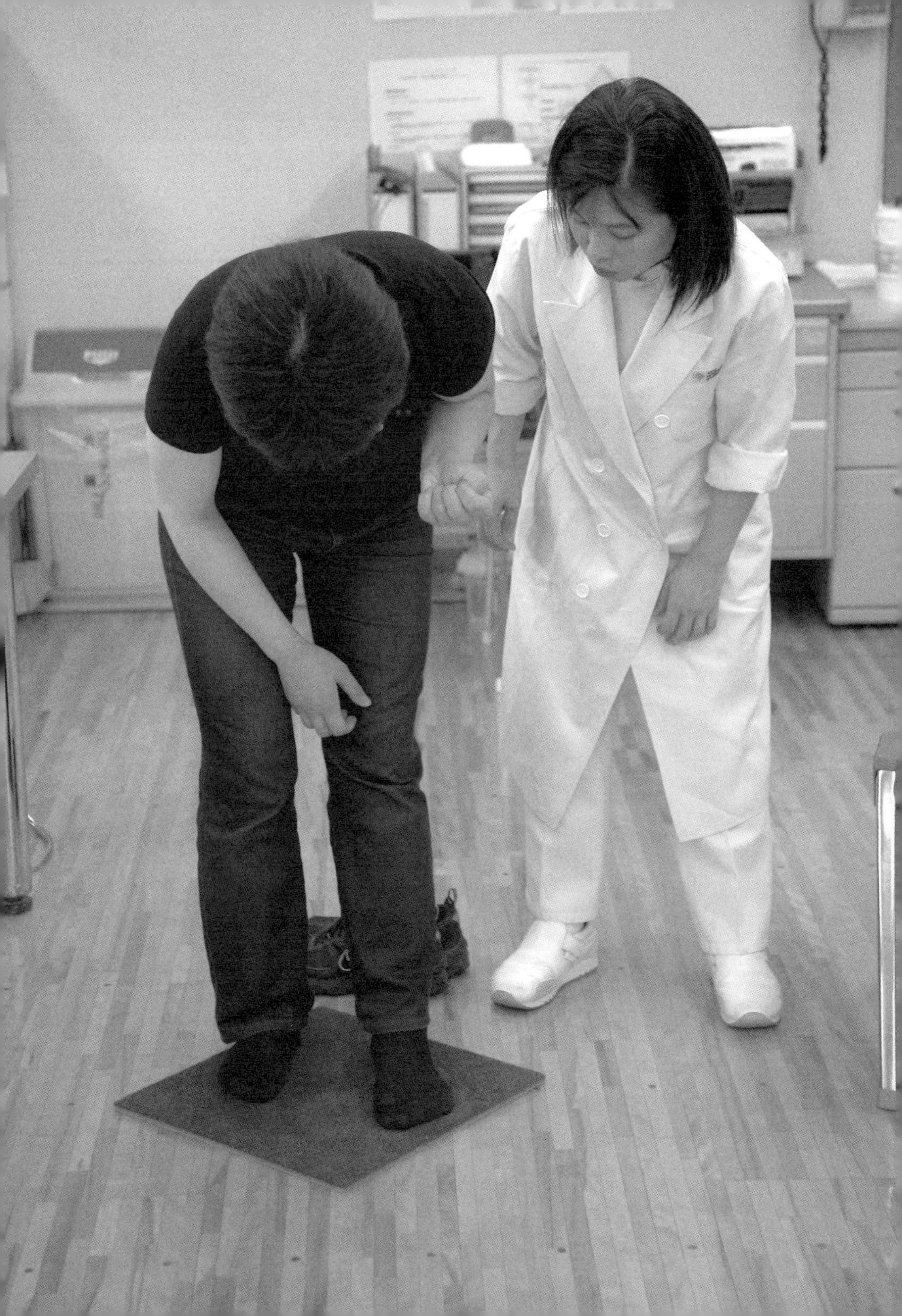

小川奈々様

勅使川原さんのワークショップが、あなたにとって不思議な体験だったのは見ていてわかりました。わたしにとっても、あなたがなんのとまどいもなく、まるで水の中で泳ぐ人魚のように気持ちよさそうに見えたのがとても不思議でした。

長い間ずっと、奈々さんとわたしは「からだ」について考えてきましたね。そしてついに、あなたの中でとても不思議な状態が意識されてくるようになりました。「左手が動くようになりたいのに、動く左手は自分の手ではないように感じる」というとても不思議な感覚です。それは左手だけじゃなくて「自由に動くからだが想像できない。自由に動かない部分をもつからだこそが自分のからだのような気がする」ということでもあります。この不思議さについて考えていると、あなたにとってそういうからだでこれまで経験してきたことが今のあなたを創ってきたのですから、本当はそれが当然のことなのだろうと思いました。わたしのことを言うと、わたしは背が低いのでもっと高くなりたいと思いながら、そうして背が高くなった自分のことを想像しようとしてもほとんどできないし、ぼんやり想像できるそのわたしはわたし自身ではないような気がします。おそらく同じことなのです。でも、あのワークショップの時、あなたはとても気持ちよさそうにからだを自由に動かし、それを自由に感じていたのではないですか？　わたしにはそのように見えました。とてもスムーズに、軽く柔らかく、時には硬く重く、そしてまた軽く柔らかく、リズムを創ってそれに自然に乗っていたように見えました。

いつか話しましたね。運動には、動いた関節の位置や方向、速度などの認知的な要素と、「柔らかい感じがする」「硬い感じがする」「優しい感じ」「冷たい感じ」「重い感じ」といった質感を感じる現象学的な要素があると言われています。そんなことも言葉にしてあなたといろいろ話しました。あなたの感じとしては、その「認知的な要素」と言われていることについては課題でもわかるのに、もうひとつの「現象学的な要素」という体験の質感のようなところについては、それを感じることがすごく難しいのではないかという話になり、二人で驚きました。わたしにとっては、それらはまったく一つのものとして表裏一体のように感じるのです。むしろ現象学的要素のほうを先に意識するように思います。そしてその理由として認知的要素を意識するのです。〝いい感じ〟のほうが先にくるのです。だから、あなたがそうではない、わたしにとっては当たり前だった感覚がわからないということは驚きだったのです。

でもワークショップの時間のあなたの動きの不思議な経験を、その「認知的な要素」で説明することはできないと思いました。それよりも「現象学的な要素」として「気持ちよさそうに」「柔らかく軽く」「スムーズに」あなたは動いていた、というように語るほうが精確だと思います。わたしはあの時あなたが楽しそうに動いていると思い、あの後のメールであなたからも「楽しかった」と教えてもらったことで、そんなふうにわたしが考えることが自分では間違っていないと思うようになりました。奈々さんにとってのあの経験をちゃんとわたしは「現象学的な要素」を大事に考えることでこれから活かしていかなければならないと思いました。ですからあなたにも考えてみてほしいのです。あの時に動かしたからだの感じを、たとえば肘がどう動いたかとか肩がどっちに動いたかといった「認知的な要素」ではない別のこと（要素）として想像していきませんか？　あなたにはあのワークショップの経験があります。それをそんなふうに想像してみませんか？「気持ちいい」「軽い」「楽しい」という気持ちとしてあの経験を想像してみませんか？　わたしの想像を言うと、そんなからだの感情的な意味は、大好きな人を抱きしめる時の意味に似ています。落とさないように米袋を持つのと、同じ重さだけれども大切な我が子を抱くのとではまったく意味が違うのです。

あなたはあの時、物を扱うために使うこと以外にあなたのからだができることを経験したのだと思います。からだの動きで楽しむという、自分自身の情緒を動かすことを経験したと思います。あなたはそれがわからないと言うけれど、あなたは自分のからだでたくさんのことを語る、表現するということをやりました。見ているわたしにそれが伝わってきました。そんなふうにあなたにも想像してほしい。あの時の映像をＤＶＤに落としましたので送りますね。あなたのからだがどんなに雄弁に、豊かにあなたを語っているのかを自分で観て下さい。もう一度それを経験しているように自分のことを想像して下さい。

中里瑠美子

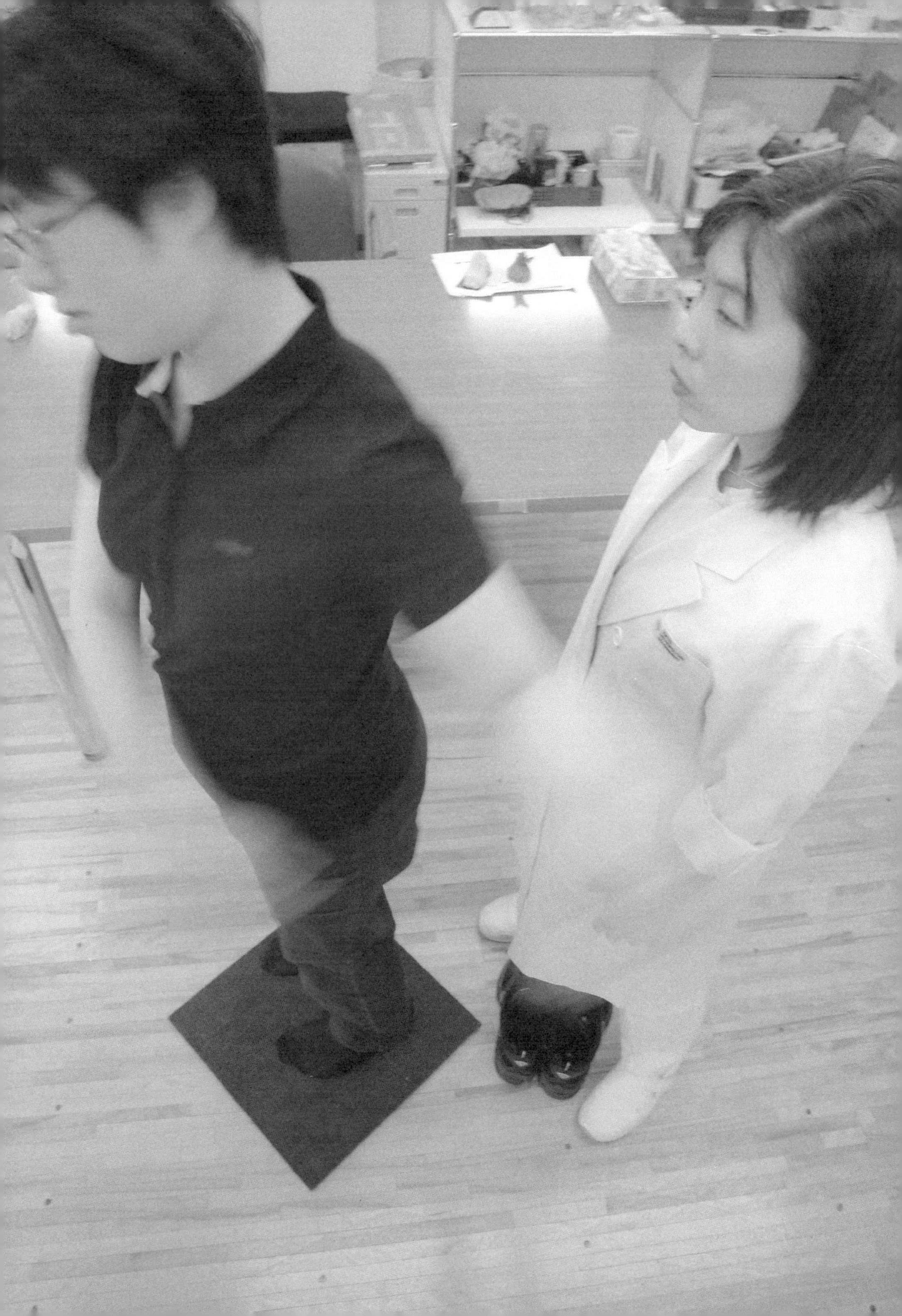

中里瑠美子様

最近は足がスムーズに動くようになってきました。でも手は握りしめていることも多くなってきて、さわってみると力こぶが硬くなっていると思うことがよくあります。足も、歩いている時はいいのですが、止まっている時に地面に着いている状態だと変な感じがします。左足を着いていないと右足が痛くなってくることもあるので、そんな嫌な感じを無視しようとしてもなかなかうまくできません。からだはそんな状態なのですが、最近は左側が「使えるようになる」「使いたい」と思うことがどういうことなのか考えることがあります。

なぜそんなことを考えるようになったのかを最初にお話しします。些細なことなのですが、先日、少し上のほうにあるものが落ちてしまい、それを元に戻そうとしたことがありました。その時、わたしは左手を使おうとはまったく考えていないことに気づきました。少し高い程度だったので左手を添えてもよかったはずなのですが、右手だけでそれを戻そうと考えていました。右手だけでだめなら何か物を持ってきてそれをやろうとしていることにふと思い至りました。わたしは、左手を使おうと考えるより先に、まず右手だけでなんとかしようと考え、それが難しいと思ったら何か他の物を使ってみようと考えるのです。リハビリを始める時に「左側が使えるようになりたい」と考えたことは確かですし、それもかなり具体的に目標を意識しました。たとえば、パソコンのキーをひとつでも押せるようになる、手がどこかに行かなくなる、足が地面に着くようになるということです。でも実際にそんなことができるようになる自分を想像することはできませんでしたし、そんなことが少しでもできるようになると、かえって違和感があるということを繰り返してきました。ですから違和感があっても「使えるようになる」というように考えれば、やれるようになりたいことが思い浮かぶ一方で、今回のように、本来は両手でやるような行為であっても、わたしにとっては右だけ、でなければほかのものを使うという発想のほうが自然で、実際も何かをやろうとする時には左側は使わないもの、使うということを考えもしていないということがわかりました。左側を使うということを発想しないということはわたしの今までの経験から自然なことなのでしょう。でもそれに気づいたわたしもいて、それが今は変な感じがします。

勅使川原さんとの体験に戻りますが、たとえば「気持ちいい」感じを左側で何かをする時に感じることができれば、違和感が無くなっていくのでしょうか。今のわたしには、左手の感情は自分のものとは違うような気がしてしまい、よくわかりません。確かにあの体験は「気持ちがよくて」「空間が拡がるような」感覚を体験したのだと思います。その時の左側についてはまったくと言っていいほど覚えていませんし、特に「気持ちいい」と感じていた時には、左側は存在さえも忘れていたように思います。左手を気にしないという体験をしたという意味でわたしには衝撃的なことでした。動いていることが気持ちいいことだということも、あの時はじめて知ったように思います。でも、わたしにとっては、これまで自由にからだが動くということは右でも左でも不自然だったのかもしれません。

小川奈々

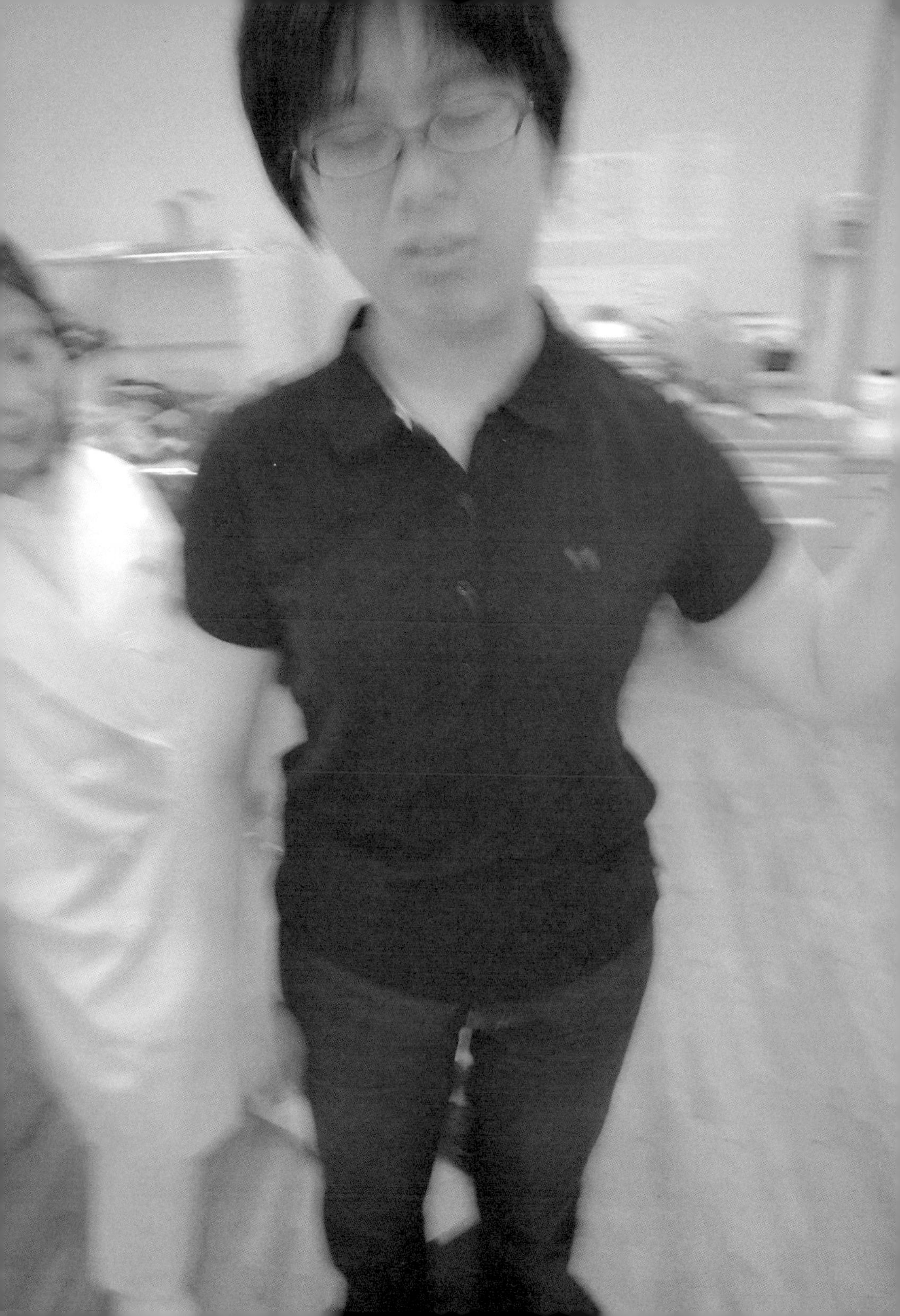

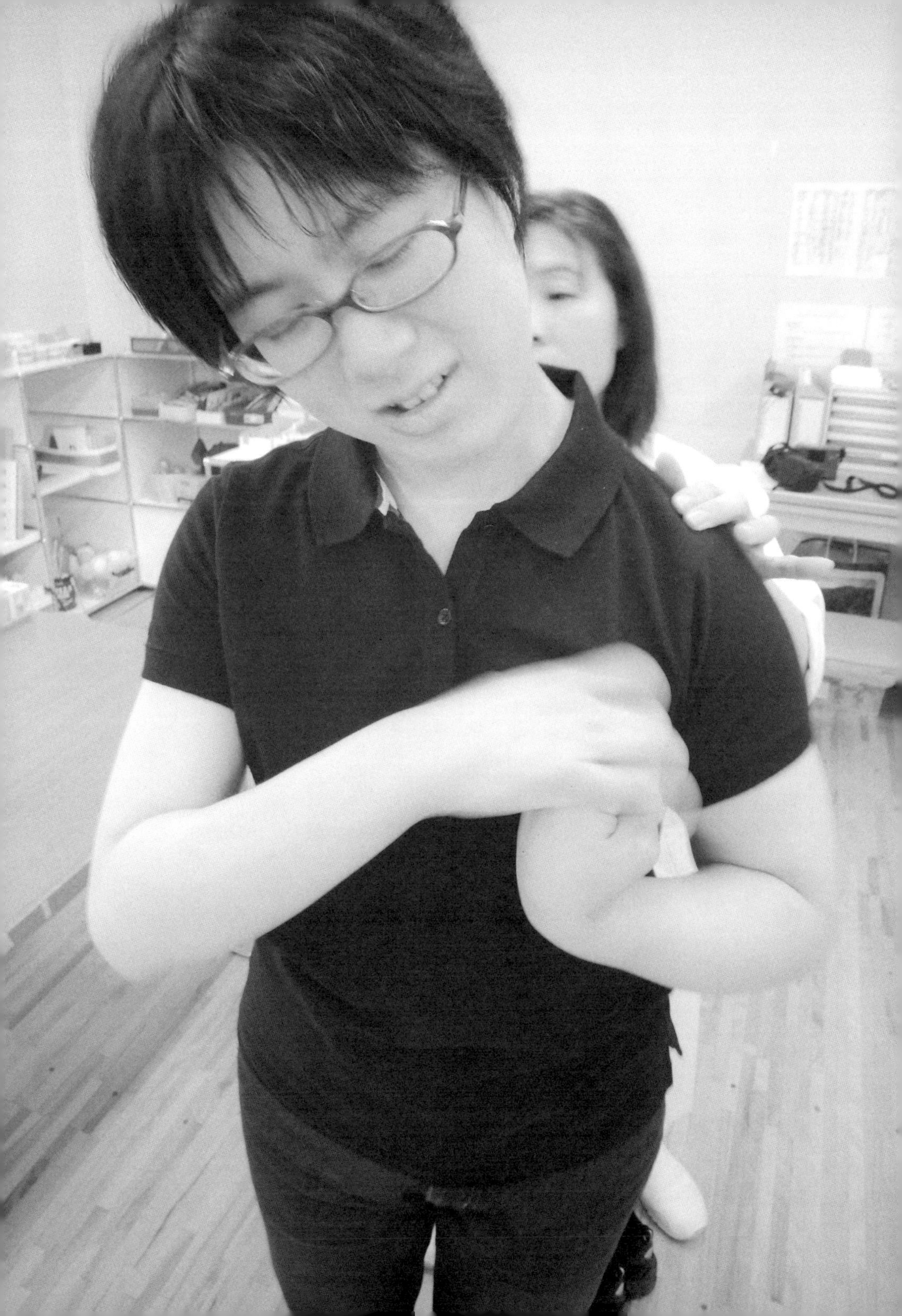

中里瑠美子様

ＤＶＤを観た時、まず思ったのは「こんな格好をしていたのか」ということでした。あの時のわたしは呼吸したり手を動かすことに夢中で、自分の姿を想像していませんでした。ですから映っている自分の姿を見た時には変な感じがしました。でも、右側のほうは動きと感情が一致して感じられることもありました。たとえば最初のうちは勅使川原さんを見ながらどうしていいかわからず、その時の動きはぎこちないように感じました。最後のほうではただ「気持ちがいい」感じだけで動いていたのですが、その動きがスムーズになっているように見えました。短い呼吸や長い呼吸の仕方など、細かい箇所で忘れていたことも、ＤＶＤを観ると「こんなことをしていたのか」と思い出すと同時に、その時に冷たい空気がからだの中に入ってきたり、息が切れそうなのに勅使川原さんから「まだ」と言われると、思ったよりも長い呼吸ができたことを思い出しました。見ていて、あの時にやったことの感情や感覚が甦ってくるようでした。

全体としてはそんな具合に、動きと感覚や、その時の感情を思い出していたのですが、左側に目が行くと違和感しかないように思いました。どこがというわけでもないのですが、足がついていないところや手を握ったままのところも、自分で「こんなふうだったのか」と思えてなりませんでした。その中で一番違和感があったのは、左手が伸びて下に降りていった時と、歩く時にうまく歩けていないでほとんど跳んでいるような具合だったところでした。どちらも一瞬のことで、そんなことがあったということも記憶にはありませんでした。あの時は左側については意識している余裕がありませんでしたから、どの場面を見ても「こんなだったのか」と思うばかりなのですが、左手が伸びている場面と歩く場面については「何かが違う」と強く思えてしまいます。何が違うのかと考えても、わからないままなのですが。思い出して楽しい気分になる一方で、自分の姿に覚える違和感をどう表現してよいのか、なんだかモヤモヤした気持ちになるばかりです。

最近のことですが、歩く時に足が着いてスムーズに歩けていることが多くなりました。母に言わせると、そんな時はフラフラしているように見えるそうです。からだが揺れているようなのですが、わたし自身はまっすぐに歩いているつもりです。止まっている時に足を着けるとだんだん嫌な感じになるので足を着いていないことが多いです。手については力こぶが大きくなっているように感じます。手が開いていることが多いためか、それほど力が入っているという感覚はないのですが、気づいてみると腕がパンパンになっていたという日が多いように思います。力が抜けている時には「ぼんやりしている」感じがあり、変な感じです。

でも最近では変な感じで落ち着かなくても、左側はあると感じられることもあります。たとえば右手を使っている時に左手の力が抜けても、それに重さがあるように感じます。でも、それを変に感じて右手で押さえてしまったり、左手に力が入ってしまったりしてしまいます。そのようになんとなく左側が「ある」ことについては認識しているように思うのですが、それを使おうとは思っていないようです。同じような体験がまた最近ありました。八月の中旬に兄のところに赤ちゃんが生まれ、何度か見に行ったのですが、わたしは赤ちゃんを抱っこすることができませんでした。首も座っていない状態なので危なっかしいという気持ちもあるのですが、わたしの中でこの赤ちゃんを「抱ける」という感覚がなかったように思います。その時にも左手が使えれば抱けるとは思いませんでした。もし左手が使えれば…と思うこともなかったのです。なぜでしょう…考えてもよくわかりません。

小川奈々

小川奈々様

奈々さんだけではなく、片麻痺という状態を経験されている方が自分のからだについてどのように考え、感じておられるのかについて、この夏中考えていました。考えるほどに、片麻痺という状態ではない自分のからだでの経験しか想像できないのだと感じます。でも、今ひとつだけ自分の中でのキーワードがみつかりつつあります。

今、わたしが勉強している認知運動療法で重要とされている「身体が外部世界に与える意味」とは、外部世界と自分のからだとの関係性について考えることによって「自分の感覚」として決定される意味のことであると言います。これはもちろん自分の脳というシステムが創りだすものですが、大切なことはこのシステムがきわめてプライベートなものであり、そこから創られる世界の意味もきわめてプライベートなものであるということです。わたしがこのことをどう理解しているかと言えば、たとえば好き嫌いという感情のことを考えます。同じ音楽を聴いていても人によって好き嫌いが分かれます。同じように好きだということであっても、それがどんな具合に好きかということではまったく同じでもありませんね。音楽も物理的にはある一定の音符の羅列であるわけで、それの同じ演奏を聴いた時には同じ周波数の音が同じリズムで耳に聴こえてくるわけです。でもその音楽がどんなふうに聴こえるかは、それのどんな意味を脳のシステムが創りだすかによって大きく変わってきます。これは同じ人間であっても経験によって変化することもあります。今まで嫌いだったとか、こんなふうに好きだったという曲でも、大切な人と大切な時間を過ごした時に流れている時には、また別の意味、別の好きな感じをもって聴こえてくるのではないでしょうか。わたし自身の経験からも、外で起こることをわたし自身の脳がどんなふうに意味づけているのかということには、何が、どんな状況の中で、どんなふうに起こるのかによってわたしの思う意味は変わってくるし、ということは、意味はたくさんあるのだと思います。

今までずっと「左手を使いたい」と思うにはどうしたらいいのか?ということについて考えてきましたね。あなたはどうしても「使いたい」という感じがわからないと言います。左手を使うということは、奈々さんの脳の中ではその意味が創りだせないということとも言えますね。そしてその理由は、あなたが左手を使った経験が記憶の中に無いということだと、あなたもうすうすわかっているのでしょう。もし左手を使って気持ちがいいということが経験できれば変わるのではないか。あなたの経験の中では、左手があなたに特別な意味を創るために存在したことがなかったということなのだろうと思います。ずっと前「両手を使う時はどんな時?」という話をしたことがありました。その時にはそれがどんな時かひとつも出てこなかったですね。話しているうちに出てきたことは「パソコンを両手で打つ」というもので、二つの手が一つのことをする、たとえば両手で抱きしめる、両側から支えるといったこととは違うものでした。それから「手はどんな意味をもっている?」という話をしていった時も、「物を持つ、操作する、投げる…」というすごく具体的にその手を道具として使う視覚的なイメージだけが出てきましたね。あの時にわたしが感じた違和感をもっと突き詰めていく必要があったのでしょうね。手にはそれで何かをするという道具としての役割のほかに「感情を伝える」「自分自身を意識する」という役割もあるのではないかとお話ししましたが、あなたは首をかしげていました。

身振り手振りが無いこと、同じ動作をしても微妙に違う感情を伝えることがあることも二人の話題の中に出てきました。

勉強していて「人間のからだは二つの意味を創りだす」ということを学びました。ひとつは認知的な差異を捉えることで創りだされる認知的な情報、つまりこの世界が細かな変化で満たされているからこそわたしたちはそれがなんであるかということを他と区別して知ることができるということです。そしてもうひとつはそうやってそれがなんであるかと知るということにはいつも自分の過去の経験やそれに伴う感情と照らし合わせて創るわたしにとっての意味があり、それを現象学的な情報と呼びます。認知的な情報とは、たとえば右手で布団をさわってみた時に感じるザラザラしている綿のカバーの触覚的な情報とか、その下に感じる布団の柔らかい圧覚の情報とか、さわるために動かしている肘や手首の関節の運動覚の情報といったもので、そうした情報でこの世界が満たされているということです。そして現象学的な情報とは、そうした認知的な情報のまとめとして創りだされてくる「これは綿のカバーをかけた布団だ」という意味をわたしの過去の経験、たとえば「布団に触れる時は疲れをとるために一日の終わりにベッドに入る時」とか「そうすることによって自分のからだが楽になる」ということに結びつけて創りだされる個人的な意味なのです。たとえば「あー、いい気持ち！　この瞬間が好き！」といったようなものです。こんな説明でわかるでしょうか？　この現象学的な意味を創りだすということが、片麻痺という状態を生きている多くの患者さんたちにはとても難しいということに、わたしは最近になって気づきました。

奈々さんが「左手を動かすことが気持ちいい」と感じるためには、こんなことを考えながら、からだが創りだす情報を意識していくことが役に立つのではないかと思います。右手ではどうですか？お母さんが編まれるニットをさわってみて下さい。「柔らかい、硬い」「糸が太い、細い」「ゴツゴツしている、していない」「厚い、薄い」そういった感触のほかに、「気持ちいい」「なんだかツンツンして嫌な感じ」「これを着たら優雅な気分になりそう」といった奈々さんだけの意味は感じられますか？　足ではどうでしょう。「このバスマットはサラサラしていて気持ちいい」とか「この靴はわたしをこんな気分にさせる」といった意味が感じられてくるでしょうか？　こんな視点で意味を探してきた経験がないようであればやってみてはどうでしょう。他の患者さんの例ですが、最初はこんな形で意味を探すことがまったく意識できなかった人が、自分で意識的に考えるようになり、いつの間にかできるようになったことがあります。そしてこの現象学的なからだの意味が感じられるようになったら、認知的な情報についてもかなり細かく捉えることができるようになりました。自分のからだがここにあるという感じが、脳のシステムを自分のからだを中心に働かせ始めた、という印象です。この「自分のからだがここに在る」という意識を現象学では「身体内感」と呼び、「無人称の領域」と考えられているのだそうです。そしてこの無人称の領域を「わたし」の一人称にしていくことが自分の身体内感を意識していくことになり、自分の身体イメージを創っていくことにつながっていくとされています。わたしは「哲学」をほとんど勉強したことがありませんでしたが、最近は本を読んだり勉強会に出たりして少しずつ学び始めています。そして、人間が人間であるとはどういうことか？という大きなテーマを哲学が研究しているのであれば、わたしたちも哲学を学ばなければならないと感じています。これまでリハビリで「哲学」は無視されてきたけれど、人間は感じるし、それに感情を抱いているし、自分というものに触れているし、自分の望むことを感じているのです。そんなに複雑な在りようから単純に動作だけを抜き取ってなんとかしようなんておかしいですよね。

奈々さん、この現象学的なからだの意味について考えてみませんか？　まず右手で、そして左手で。右手で左手をさわってみて下さい。どんな感じがするでしょう。さわられている左手は？　左手のたとえば前腕に何か当ててみて下さい。どんな感じがするでしょう？　その何かが触れたことであなたはどんなことを感じているのでしょうか？　右手でさわった時と左手でさわった時で、同じ物から違う意味を創るのでしょうか？　違和感があるとか、鈍い感じがあるとか、それ以外にありませんか？　気持ちいいですか？　あなたの言葉をみつけて下さい。本で読んで知識として知っている言葉を、生きた感覚で探してみたら、どんな言葉が浮かぶでしょう？

先日の勅使川原さんとの経験の中で「はじめて左手を忘れていられた」経験をしたあなたに、今後は敢えて意識を向けろと言うのも逆のような感じですが、これはまったく別の方向から意識を向けようとすることなのです。

中里瑠美子

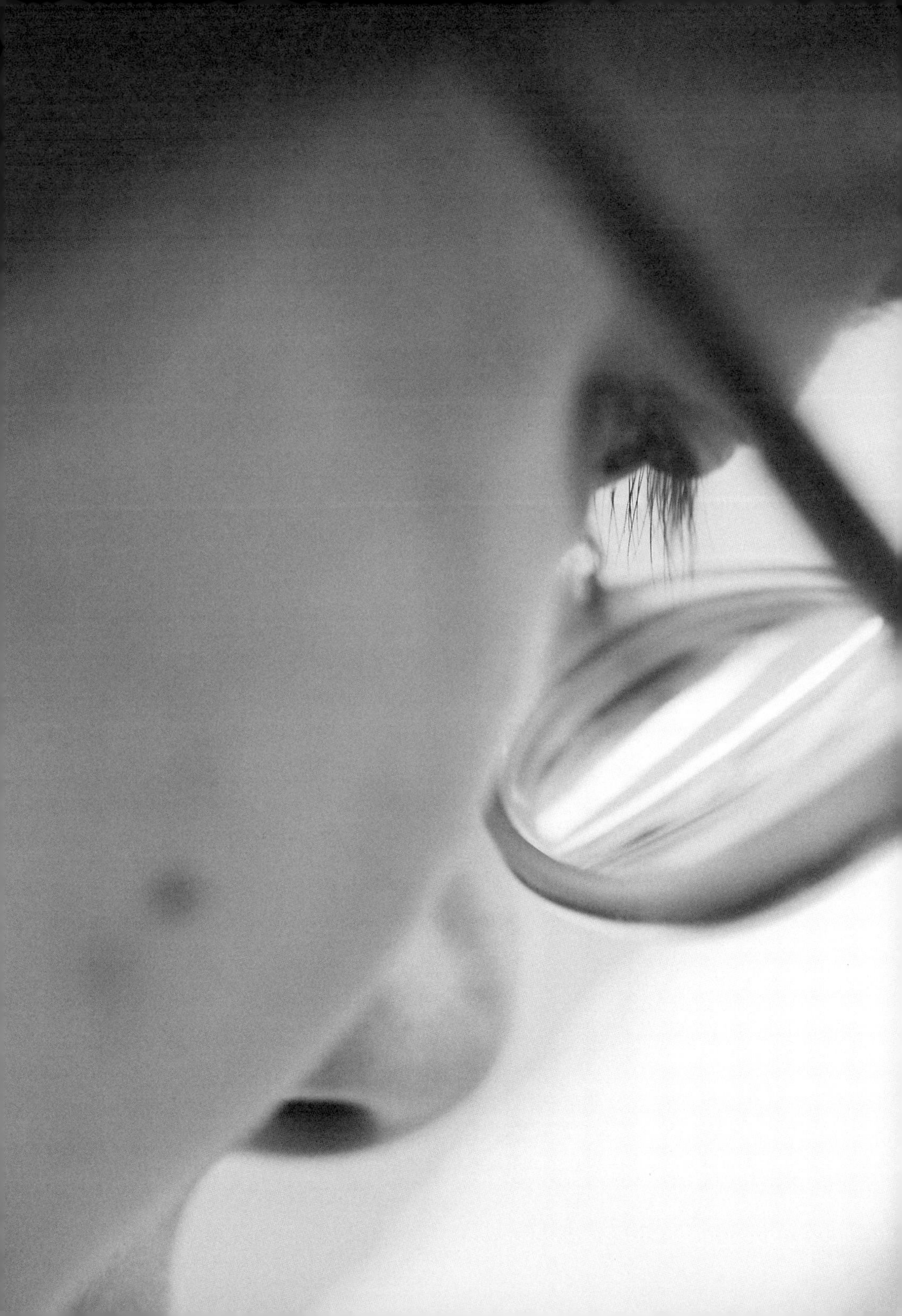

中里瑠美子様

　金曜、土曜とリハビリを受けたせいか、週末から調子がよくなっています。リハビリの中で考えたことをもとにからだに注意を向けると「どうにもならない」と思っていたことが「どうにかなる」ように思います。そんなことや、その後からも考えていた「気持ちいいという感覚」について話したいと思います。

　まず金曜の岩崎さんとのリハビリでは、足の裏の感覚がわかるということと、座って足が曲がって後ろにいってしまっている時にどこに力が入っているかということ、そして足首やふくらはぎなどに手を当てた時にどのように感じるかということを考えました。久しぶりのリハビリなので最初のうちはどう考えていいかわかりませんでしたが、いったん注意することができると感覚がはっきりしてくるように思えました。足が後ろにいった時の感覚では、どんな感じに近いかということで自分なりの感覚を考えてと言われましたが、思い浮かびませんでした。岩崎さんから提案されていることで考えてみるとぴったりなように思え、力も抜きやすくなりました。リハビリが終わってもその感覚は呼び起こしやすかったと思います。でも自分で感覚をほかの感覚や場面に置き換えるのは難しいなと思いました。ふくらはぎをさわってその感覚がわかるかどうかということもやりましたが、部分的にさわっていることはわかっても、全体を考えると一部分をつかまれている感じになりました。右足でも試してみると、全体が包まれているような感じはわかるのですが、左足はどうしても一部分をつかまれているような感じでした。足の感覚が無くなっているところやわからないところがあるということが、少し意外でした。リハビリ以外でも意識を向けるようにしていたつもりでしたが、ではどこに注意を向けるかということが曖昧だったのかなと思います。

土曜のリハビリでは曖昧な答えしか出ないままだったのですが、からだが「気持ちいい」という感じはどんなものか、家に帰ってからも考えていました。土曜のリハビリで「からだ全体で気持ちいいのはどんな時か?」と聞かれた時には、とっさに頭の中が真っ白になってしまいました。気持ちのいい場面というのは確かにあるように思います。でもそれと自分が動くことを重ね合わせると、動いていることで気持ちいいのか、それとも同じ場面で動いていなくても気持ちいいのかがわかりません。動きというものを考え始めると、どうしても「気持ちいい」という感覚が浮かんできません。「心地よい音があるか?」とも聞かれましたが、それは無いように思えます。特に街を歩いている時に周りで聞える音は「落ち着かなくなる」「焦る」という感じがあり、心地よくはありません。川のせせらぎやフィーリングCDの音楽も何がよいのかわかりません。CDは聴いていても情景があまり浮かんでこないし、リズムがわからないものだとだんだんと落ち着かなくなってきます。それからリハビリでガラガラを鳴らして音の聞える方向を捉えようとしましたが、麻痺のある左側の場合は、常に自分の近くで鳴っているように感じました。ガラガラと玉の当たる音が短く聞えるように思えて、落ち着かなく、音そのものが「嫌な感じ」に思えました。右側の場合には聞えてくる方向もわかり、音そのものも不快なわけではありません。また、左側で普通に思っていたことが実は普通ではないということは、頭では理解できても、自分の左側のこととして考えると「何か違う」のです。それが何かということは土曜にはよくわかりませんでした。右の状態を左に移せば、最初は嫌でもだんだん慣れてきてそれが普通の状態になると言われましたが、この左側の嫌な感じが抜けないのではないかと思いました。

「気持ちいい場面」を考える際に例に出ました「風を感じながら歩く」ということですが、歩かなくても風を感じると気持ちいいのか、それとも動きがある時だからこそ気持ちいいのかというように、気持ちいい感覚と動きがまったく違うもので結びつかないもののように感じてしまうのかなと思いました。たとえば、お風呂に入っている時や朝起きる直前は動きがほとんどないので「気持ちいい」と感じられますが、いったん動いてしまうとその感じがなくなってしまいます。ですから感覚と動きを別物と考えないで、「気持ちいい動き」というように考えながら歩いてみると、「この感じ、いいな」ということがあることを思い出しました。それは左手を持たずに右手をブラブラしながら歩く時です。たまにですが力も抜け、からだ全体がフワッとしているように感じられて「あっ、いいな」と感じたことがあります。それができるのは周りに人がいない、比較的静かな場所が多いので、もしかしたらそうした場所を歩いている時に「気持ちいい歩き」ができるのかもしれません。

音についてですが、最近、外を歩く時に音楽を聴いています。それ以前から、周りの音が聞えるとそちらに意識が行ってしまったり、大きな音だとなぜか動きが止まってしまったりすることがあり、体調が悪く、うまく歩けなかったり、力が抜けない時ほど周りの音が気になっていました。それで、音楽を聴きながらなら周りの音が気にならなくなるだろうと考え、今年に入ってから始めました。リズムのとりやすい音楽を聴きながら歩くと、最初は周りの音が気になっても、リズムをとっているうちにからだ全体が落ち着いてくるように思います。それから、座っていたりして力が抜けている時には、音が突然鳴ったり、大きな音がしてもあまり気にならない場合が多いのですが、これが歩いている時には落ち着かなくなる場合が多いようです。そんな時には音がとても大きく聞えて、特に嫌な感じがします。

左側にとって普通ということが実は普通ではないというように意識を向けていこうとお話がありました。でも「普通」ということが具体的にどんなことかがわからないのだろうと思います。服装についても、確かに運動靴以外の靴が履けたらとか、スカートをはけたらと思うこともありますが、これまでそうしなかったのは、自分の好みからなのか、それとも無意識のうちに自分のからだに合わせてそんなことは無理だと思い込んでいたのか、よくわかりません。これはもっとちゃんと考えてからお話したほうがいいですね。

病院に行って中里さんや岩崎さんとお話していたら、自分の中でモヤモヤしていたものが少し晴れてきたように思えます。

小川奈々

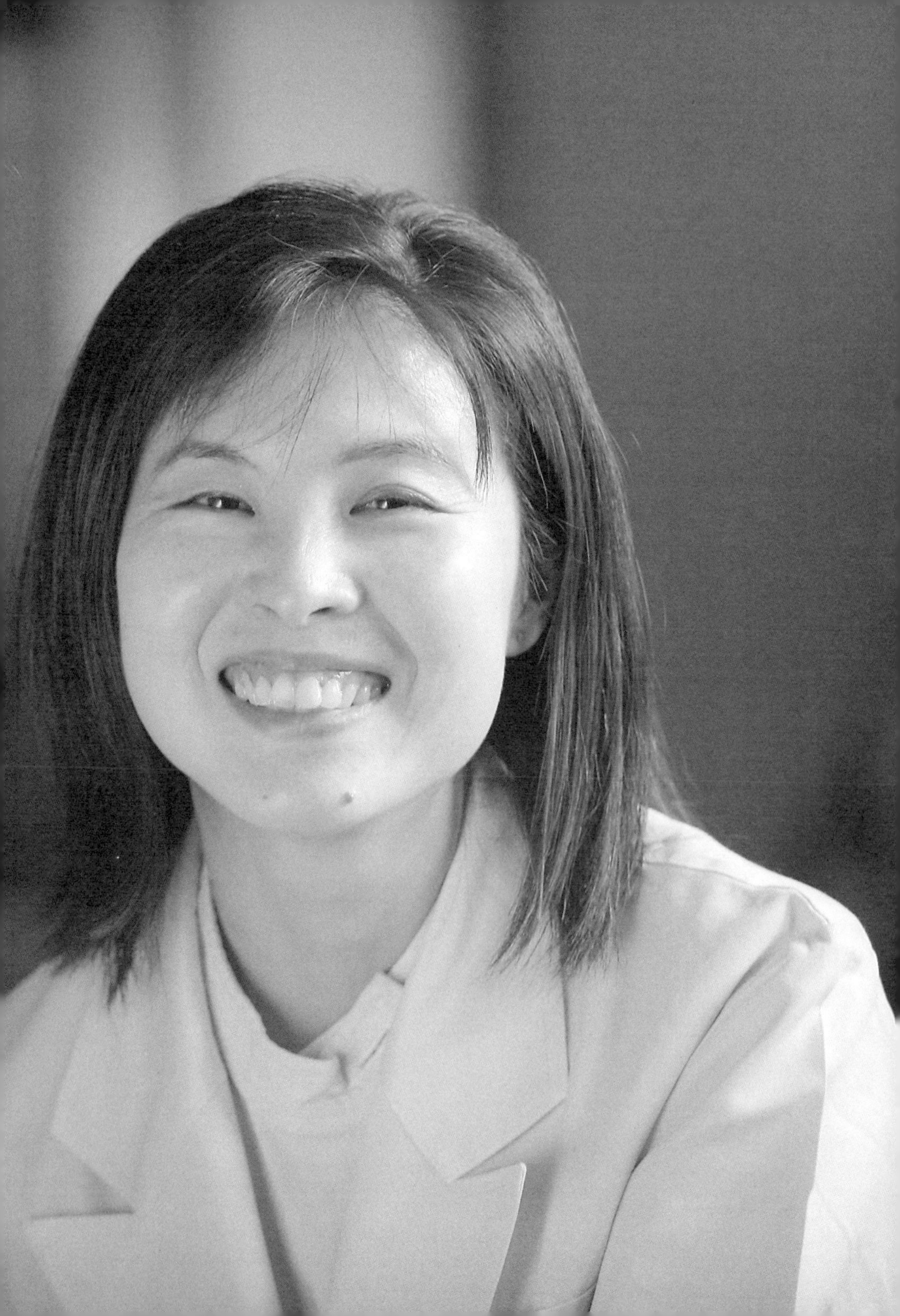

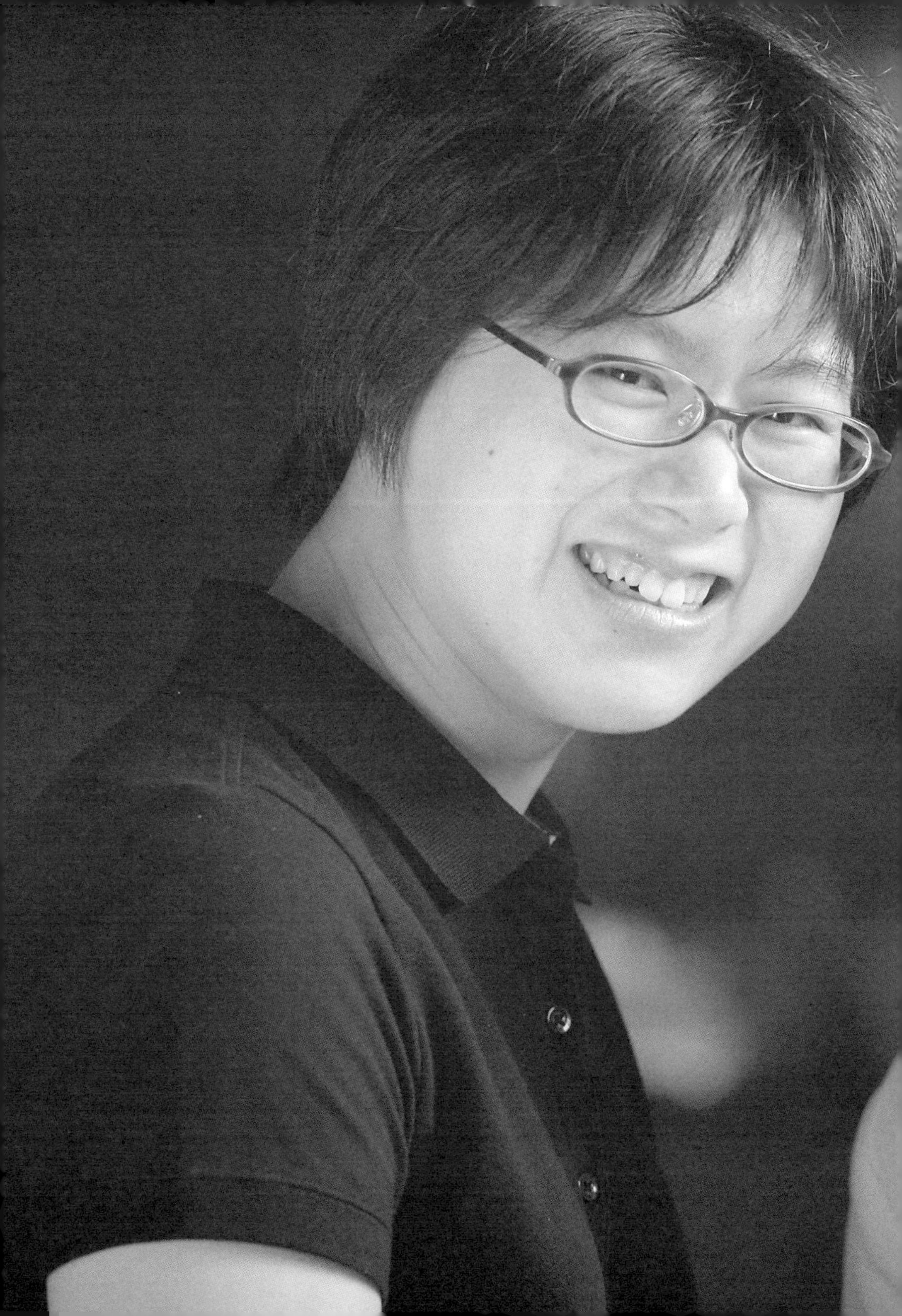

小川奈々様

からだについて、気持ちいい経験に気がつかれましたか？　先日の理学療法でお話されたようですが、甥っ子さんのこと、とてもかわいいと感じるようですね。そう、赤ちゃんってかわいいですよね。抱っこしてみましたか？　見ているとまるでぬいぐるみのようだけど、実は活発に動いていて、柔らかいのだけれどフニャとしてはいないですよね。むしろツンツン張っているような皮膚ですよね。この「柔らかいのにツンツンしている」ってわかりますか？　「軟らかい」ではなく「柔らかい」のです。以前、作業療法で「柔らかいもの」を考えてもらった時に、奈々さんから出てきた言葉は「スポンジ、豆腐」の二つでした。スポンジは治療で使っているから出てきたのかもしれません。でも「硬い」スポンジもあります。豆腐、これは「柔らかい」のではなく「軟らかい」のほうですね。むしろ「もろい」と言ったほうがいいかもしれません。柔らかいからだの動き、それはもろいのではなく力強いのです。外力に対してもろいのです。一方、「柔らかい」とは外力に対して強いのです。柔らかいからだの動き、それはもろいのではなく力強いのです。言ってみればたくさん筋力を出しているのに壊れないという動きです。どうですか？　赤ちゃんもそうだと思いませんか？　床にくっつくほど反り返って泣いたりします。あのからだの動きはなんという柔らかさでしょう。そしてそんなからだをわたしたちは「気持ちいい」と感じることが多いのです。赤ちゃんを抱くと気持ちいい。わたしもかつて我が子が赤ちゃんだった時、どれだけそう感じ、気持ちよさに酔いしれたかわかりません。そして、抱っこした時に感じるのは「赤ちゃんって気持ちいい」のだけれど、実は「自分のからだに気持ちよさを感じる」のです。自分の向こう側にあるものなのですが、自分の側に感じるのです。今になって現象学を勉強し始め、この事実に気づいたのですが、ちょっと不思議な感じがしますね。

気持ちいいって、自分のからだの内側に感じるのですね。赤ちゃんに触れた時の触感みたいな、自分のからだの外側の情報なのに自分の内側に感じるのです。そして、この間、勅使川原さんとからだを動かした時に感じたような「気持ちよく動く感じ」も、もちろん自分の内側に感じますよね。ということは、「気持ちいいとかよくないとかいう感じ」は、すべて自分自身の内側に生じるものなのです。奈々さんはここ数年、自分のからだについて考えてきました。そして多くの発見や謎が生まれながら、少しずつ自分のからだをみつけてきました。そして、からだを考えることは自分自身を考えることなのだとわかってきました。なぜなら、この世界の意味はすべてからだを介して生まれてくるからです。ですから、からだを考えるということは、世界の意味を考えることになるのです。自分自身の意味です。自分だけの意味です。

あなたにとって「自分が気持ちいい」と感じたら、それは自分の世界の意味になるのです。どうですか？　音、風に吹かれた感じ、風景、そして触れたり動いたことによって生じる内なる世界の意味、何かみつかりましたか？　赤ちゃんのからだはさわると気持ちいいですか？　それは、赤ちゃんが気持ちいいのではなく、さわっているあなたのからだの側に気持ちいい感じが生まれているのですよ。自分のからだの内側にです。

幼い子どもが、文房具の糊を指先に付けてくっつけたり離したりしてその感触を味わっている姿をよく見ます。そんなふうに自分のからだを味わってみて下さい。

わたしは最近、多くの患者さんたちとこの問題について意識的に話しています。するとほとんどの患者さんが「妙なことを話すなあ」という顔をされます。そして自分が触覚や運動覚をどのように味わっているのかを考え、はじめて驚かれるのです。「（麻痺したほうの）この腕ではわかりません」「なぜでしょう?」。その「なぜ?」こそが、自分探しの始まりと思うのです。でも、こんなことが問題となっているなんて、わたしも長い間知りませんでした。知りもせずセラピストをやっていたのです。患者さんのからだが変質した（と考えていたのです）ために生活がしにくくなってしまった、と短絡的に考えていたのです。ところが違いました。「自分自身の内なる世界が、自身のからだを介してのみ創られること」、そして病気や怪我が患者さんを変質させるものは「からだ」ではなく「その人自身」であることを学びました。そしてセラピストの使命は患者さんと一緒に患者さん自身をみつけていくお手伝いをすることなのだと学びました。でもそれは結果的に、セラピスト自身も「自分をみつけることになる」とわかったのは最近のことです。先日、松江で認知運動療法研究会のベーシックコースがあり、そこで『認知を生きるということ』という講義をするために今までの奈々さんや他の患者さんとのやりとりを思い出しながら講義資料を作っていた時に痛感したのです。

わたし自身も発見されてきたのです!　わたしはあなたに向かってこうして言葉をみつけながら、実は自分と話しているところがあります。こうしてあなたと一緒に発見していくことのすばらしさを思うと、それをあなたに伝えたくなります。

中里瑠美子

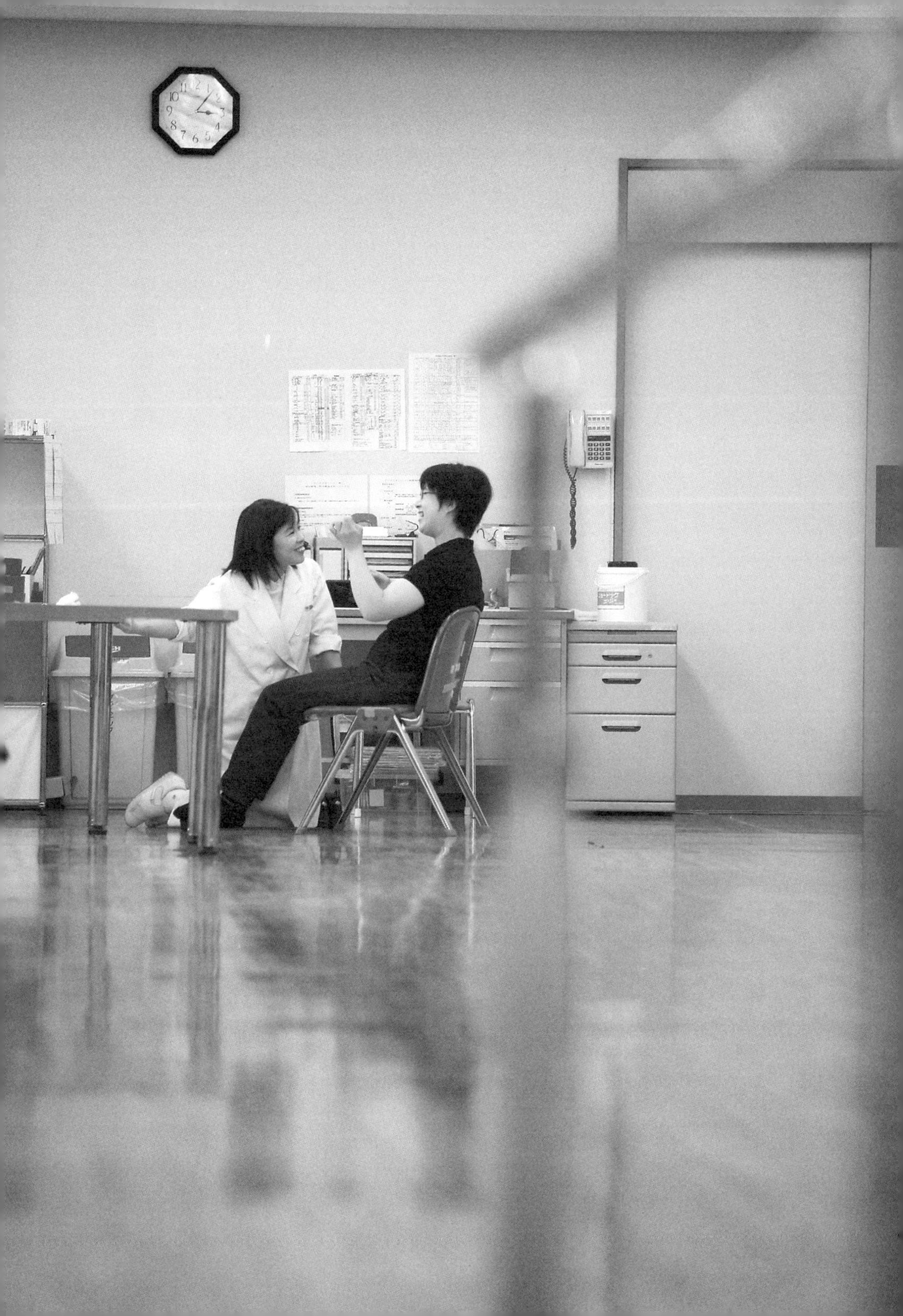

中里瑠美子様

この間は岩崎さんとのリハビリでした。その中で、左側に人が来るとなぜ嫌なのか、物と人ではどう違うのかといったことを考えて、自分と他の人との間の境界線の話になりました。特に左腕は、どこまでが自分のからだかわからないような感じがありました。それから腕をつかんだ時に左と右では違うのかということも考えました。その時ははっきりしなかったのですが、帰ってから左側の感覚について考えていて気がついたことがあります。それから「気持ちいい」感じ、わたしにとっての「普通」という感じについても考えてみました。

まず理学療法で左側の腕をつかまれた時、右の時の感覚と何かが違うと思いました。家に帰ってから自分で腕のあたりをさわりながら何が違うのか考えてみました。以前にも、つかまれた時にどのように感じるかと考えたことがありましたが、なかなか右との違いがわかりませんでした。今回、自分で何度かさわってみたり、強くつかんだりしているうちに、右腕をつかまれた時のように「手」の感じがしないのではないかと思いました。これはこれまでにも話題になっている「感情」とも繫がるのではないかと思いますが、つかまれた時に右では手の温かみや、つかまれている圧迫感、柔らかさなどがわかるのですが、左では「当たっている」という感覚だけがあり、ほかの感覚はわからないのです。そう言えば、重いものを持っている時にも、持っているということはわかっていても「重い」という感覚はなく、「手が動かない」「痛い」という感覚でそれが「重い」ことに気づくことが多かったと思います。実際に当たっているものがどんなものであるかということについては、リハビリの中でもやってきたようによく考えるとわかると思います。硬いものはわかりやすいのですが、柔らかいものだととみな同じに感じられてしまうように思います。それでも、当たっているものが手かほかの物かということは、考えてみると違うのかもしれないということはわかります。

理学療法のことはこれくらいにします。次に「自分にとって普通のこと」を考えた時に、わからないことが普通になっているのかもしれないと思ったのですが、では「普通」というのがどんなことか考え始めるとやはりわからなくなります。そのことについて言う前に、「気持ちいい」感じということで甥のことをまず話します。甥の名前は「輝」と書いて「ひかる」と読むのですが、輝をはじめて抱いたのは生まれてから一か月くらい経ってからでした。はじめて抱いた時には輝も驚いたのか大泣きして暴れたので、見た目には小さくて弱そうなのに力がとても強いのに驚きました。その時はあまり長時間抱いていなかったので柔らかさはあまり意識できませんでしたが、この間は前よりも長い時間抱いていました。かなり重かったので、重さと温かさを感じ、それがとても心地よく感じられました。でも輝が動くとかなり力強く、心地よさだけでなくしっかり抱いていないといけないという気持ちにもなりました。「気持ちいい」場面を考えた時、わたしの場合に浮かんでくるのはひとりでいる時のほうが多いと思います。ひとりで歩いている時に手をブラブラさせるのが気持ちよかったり、左手の力が抜けている時にそれを右手でいじると気持ちがよかったり、外に出た瞬間に寒かったり暑かったりするその空気が気持ちいいと感じたこともあります。でも「気持ちがいい」時には自分がどのような状態だったかと考えてもわかりません。特に左側についてはそうした時にはすっぽり抜け落ちた状態であろうと思います。勅使川原さんとの時もそうでした。輝を抱っこしている時もそうでした。

「気持ちがいい」状態の時に左側が無いということをわたしは自分にとって「普通」と感じてきたのですが、この「普通」の状態とはなんなのか考えたのです。

この間、わたしがスカートをはかないのは性格からか、それとも無意識に避けているのかという話が出ましたが、わたしにはその理由がよくわかりません。わたしには今の自分ではない自分、手や足が自由に動かせる状態というのがどういうものか想像はできません。動かしたことがないからか、それとも右で左をかばうことが日常的になっているからか、いずれにしてもこの左側が動きにくいということが「普通」だと思ってしまうのです。以前、麻痺の人がリハビリで動くようになったことに感激したという話を本で読み、少しうらやましいと思いました。わたしの場合、リハビリで手の力が抜けるようになった時、足が地面に着くようになった時、からだのこわばりが無くなってきた時、そうした時には「あっ」と思うこともありました。でもそれは「ああ、よかった!」という感情ではなく、「ああ、こうなるのだ」という認識だったと思います。そして自分の生活を見直すと、話がしやすくなる、疲れにくくなる、痛みがなくなったということがありましたが、なぜかそれはそれ、そして左側の状態は左側の状態として考えてしまっているようなところがあります。左側はなんなのかと考えると、そんな時に浮かんでくる言葉に「この子は…」があります。わたしの左側ではなく「この子」、つまりわたしとは離れた別の存在。リハビリを始め、自分でも本を読んだりしてこうしたことを続けていくうちに徐々に左側も自分なんだと思えるようになればいいと思いますが、実は、大学生の頃にはわたしはどこかおかしいのではないかと本気で思ったこともありました。

気持ちいい体験をしている時、わたしの左側も一緒に気持ちいいと感じていたのでしょうか。確かに調子のいい時には「気持ちよさ」や「心地よさ」を感じることが多いのですから、そんな時、けっして左側も無関係ではないと思うようにしながら、「気持ちいい」場合を探しています。

自分について「なんとなく」で済ませてあまり意識を向けていないことが多いのか、うまく説明できていないのではないかと思います。でも中里さんと話している中で、自分自身では「普通」のこととしてやり過ごしていたものに注意を向けるようになることで、「なんとなく」ではなく、いろいろな考え方ができるようになってきていると思います。

小川奈々

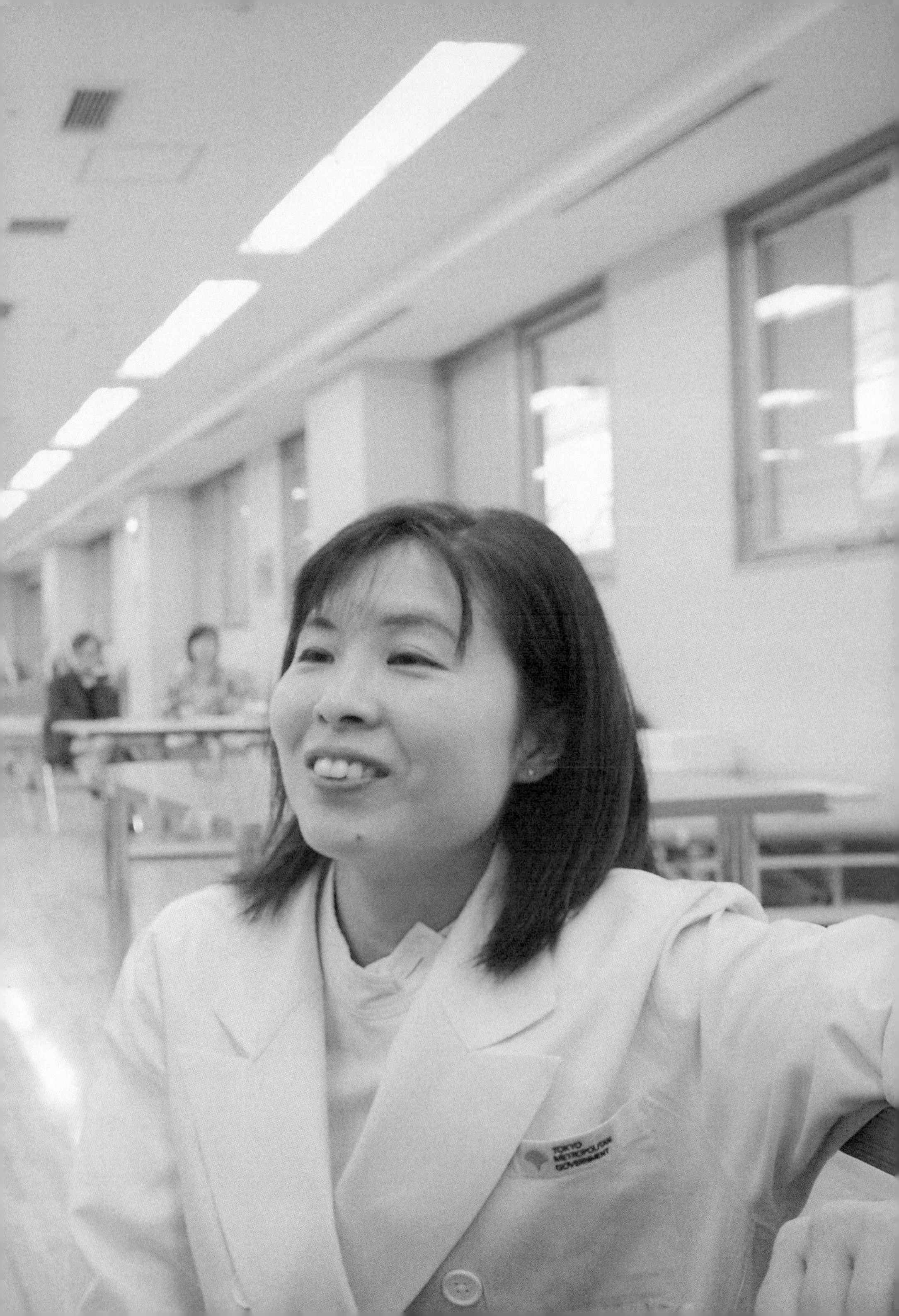
TOKYO
METROPOLITAN
GOVERNMENT

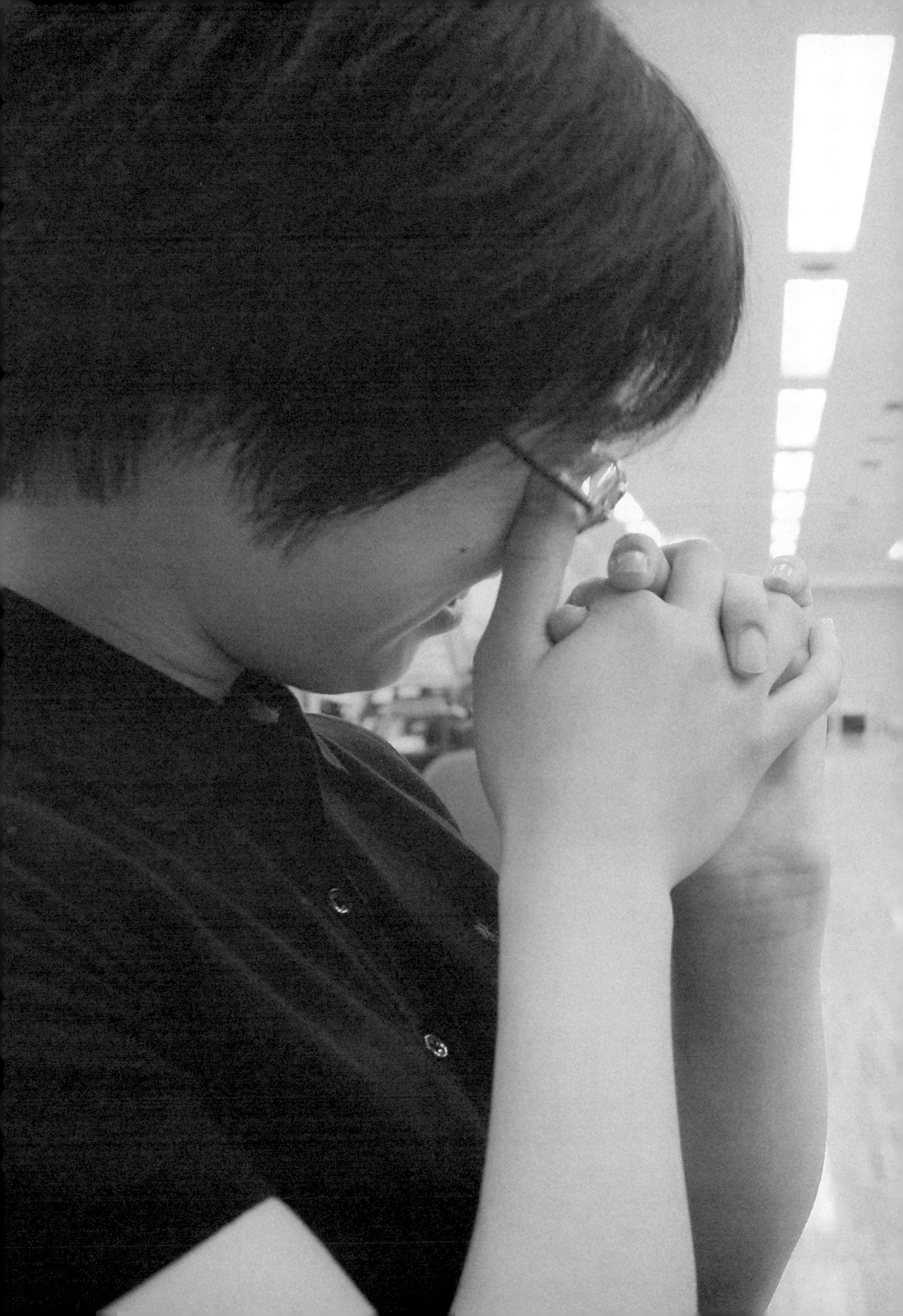

中里瑠美子様

先月二十八日発売の『現代思想　特集　リハビリテーション』を読みました。内部世界を感じていくことで自分自身の感情などいろいろなものが関わりながら、動きも含む自分の世界ができることなのかもしれないと改めて思いました。わたしの世界を考えてみると、動きや場面などの現象ばかりが出てきてしまって、その時の感情などは曖昧なように思えてしまいました。でも、考えていくうちに、音楽を聴けば楽しいと思ったり落ち着いたりすることがあり、歩いている時に気持ちいいと思うことがあったりすることを思い出しました。

この間の連休に家族と町の中を散策したのですが、その時には周りのものを見るのが楽しかったり、外の暖かさが心地よかったりしました。かなり長い時間歩いたのですが、からだが軽いように思えてとても楽しかったです。ただ、足が着かなくなったり手に力が入ってしまって動かなくなってしまった時には、そちらに注意が行ってしまって、とにかく「どうやって動かそう」ということしか考えられなくなってしまいました。今週になってからは力が入ってしまうことが多いように思います。力が入ってしまう時には周りの様子がわからなくなってしまったり、気持ちいいという感覚も少ないように思います。家に帰ってから一日のことを考えようとしてみても、からだが動かなかったということのほかは何があったか浮かんできません。

最近はこのように過ごしていますが、からだが動いても動かなくても、からだがどうなっているか、どんな気分かを考えています。その時に少し気づいたことがあります。

この間、からだがわからなくなった時に左側のイメージをしてみたのですが、全体を考えようとすると左側が消えてしまっているように思えました。その時に左側だけのイメージをしてみたら左側がわかったように思うのですが、右側が出てくると左側がまたわからなくなってしまいました。右側のほうに意識が行ってしまうと、どうしても左側が無いような気持ちになってしまいます。最近、動いている時に「今どんな気分か」と考えることがあります。自分でスムーズな動きができていると思える時には周りの様子が見えたり、空気が気持ちいいと思えたりします。逆に、自分でもうまく動けないと感じられる時には周りのことに目が行かなくなり、イライラすることが多いと思います。からだが動かないと感じられる時には、特に人の多いところでは「ぶつからないように動かなければ」ということしか考えられなくなってしまいます。落ち着いて考えれば、力を抜いてイメージしながらからだを動かそうとしたほうがうまく動けるように思うのですが、実際には頭の中が真っ白になって、どうやって落ち着けるのかを考えることもあります。

以前、「気持ちいいという感覚について考えた時に、音はどうか?」というお話がありました。音については、特に外にある自然に聞えてくる音、たとえば鳥の鳴き声や風の音、車の音などについてはあまり心地よいと思ったことがありません。特に動いている時は音が無い状態か、音楽を聴いているほうが落ち着くように思います。外に出た瞬間の空気や温度が気持ちいいと思うことはありますが、自然の音や風が気持ちいいということとは少し違うと思います。心地よい空気や温度とわたしが考えているのは、香りのようなものではないかと思います。うまく説明できないのですが、今の季節で言えば夕方の空気の冷たい感じが心地いいと感じる時には、その時の匂いが心地いいと思っているのかなと思います。そしてその心地よさを感じられるとからだも軽いように思えます。

最近、からだに力が入っていないほうが楽だと思えるようになりました。不安定ですし、そのまま放っておくと変な感じがするのですが、そのほうが落ち着いていられるように思います。力が入っていると、力を抜こうということしか考えられなかったり、イライラしてしまったりするので、ほかのことに目を向けるためにも力が抜けた状態のほうがいいのだと思います。でも左側は放っておくと力が入ってしまうので、右でさわったり目で見たりしながらいつも注意しなければならないと感じています。

小川奈々

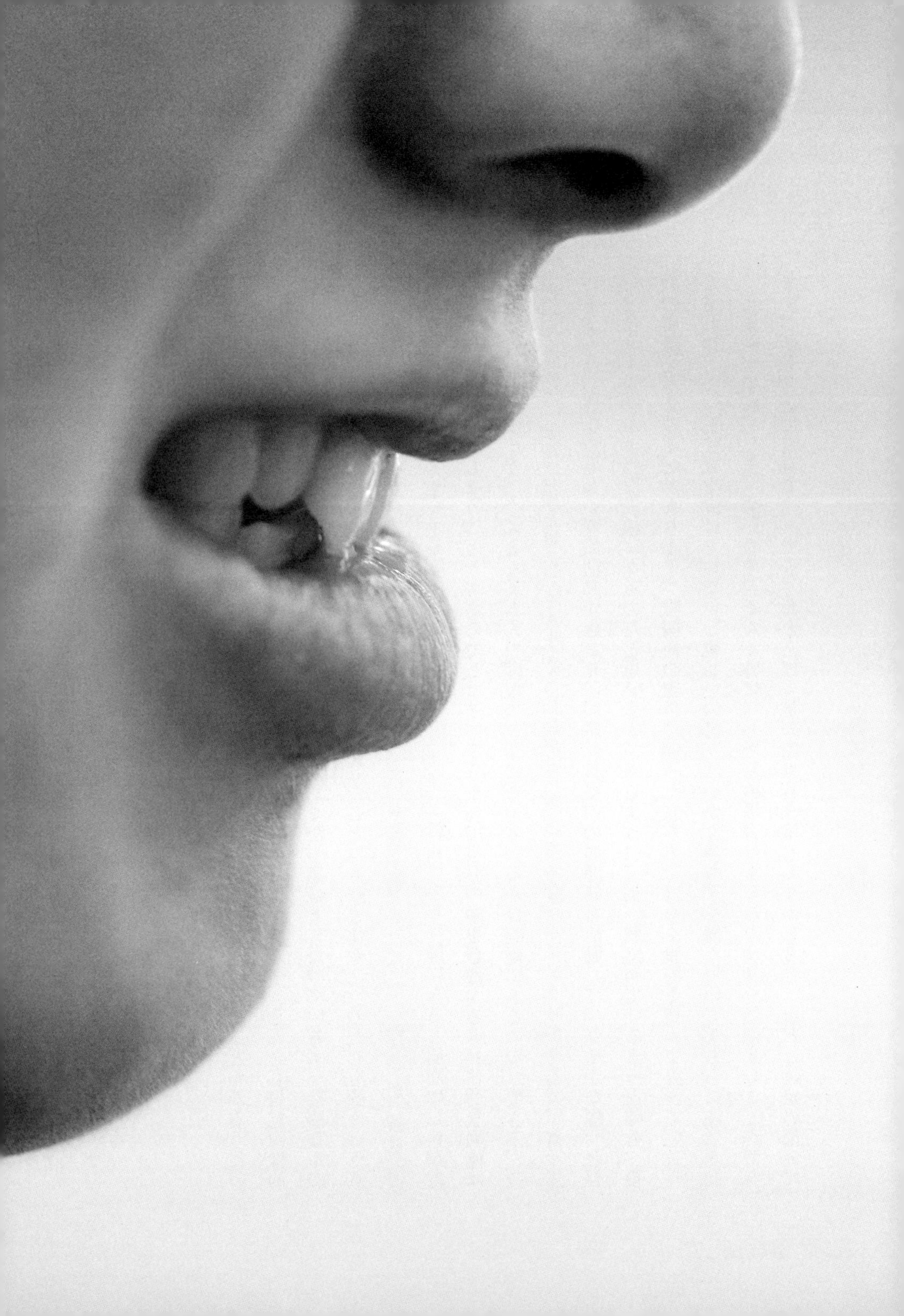

小川奈々様

いろいろと驚いたことがあります。

まず「からだがわからなくなった時に全身を考えると左半身が消え、左だけ考えるとわかる」ということです。これは具体的に言うと、からだの感じ（存在感）のことかしら？　それとも視覚画像的なイメージのことかしら？　それとも両方？　そんな時あなたの頭はどうなっているように感じるのでしょうか？　表情は？　奈々さんは自分の顔を想像したことはありますか？　わたしもそういう点についてはあまり興味が無く、自分の顔が今どうなっているか考えることは少ないのですが、最近「怖い顔になっていないかな」と気をつけることがあります。（ほら、中年以降になると眉間にしわが寄って怖い顔に見えてしまうことってあるでしょ？）そうやって自分の顔を想像すると具体的な画像は鮮明ではないのですが、なんとなくどんな印象の表情になっているかは判断できるので、できるだけ「穏やかな表情」を作ろうと思い、そうするとしわが寄っているかどうかモニタリングして、寄っているようなら修正するという筋活動が起こり、同時に目や口の周囲筋も活動して「穏やかな顔」と自分でイメージするような表情になるのだと思います。同じように、長い間立っているような時も、自分の姿勢を考えることがあります。股関節の靱帯に頼った立ち方ではなく腹筋を使って立っていようとすれば、いつも注意を向けていないと難しいので、うっかり本などを読んでいてそちらに注意が向くと姿勢が崩れてしまっています。そんな時に、わたしの場合はもちろん全身を想像することができます。頭も含めて全身です。でも、たとえば「足の開き具合はどんなかしら？」などと特定の部分に注意を向けていくと、確かにそこだけのイメージになり、その時には足だけがイメージされてからだや腕や手や頭は消えているように思います。ただ、奈々さんの場合は「全身をイメージしようと思っているのに左半身が消えてしまう」わけですから、少し様子は違いますね。…でも注意の問題ということでは似ているようにも思います。

ひとつ確かめたいことがありますが、「左半身を考える時はわかるように思う」わけですが、その時右半身は出てこないのですよね。同じように思われるかもしれませんが、「全身をイメージする」と「右半身をイメージする時よね。逆に右半身を考えている時も左半身は出てこないということですに左半身も出てくる」と「左半身をイメージした時に右半身も出てくる」では注意の使い方が違うのです。とりわけわたしが一番驚いたのは、あなたが右半身をイメージすることでした。自分でもいろいろと半身のイメージをしてみたのですが、わたしは半身だけのイメージというのができませんでした。注意を向けるということで、より強く右なら右が感じられるということはありますが、そんな時でも常にもう一方の半身もイメージの中に登場するのです。だから、わたしは半身だけのイメージというものが創れないのです。これが一番驚きました。下半身だけのイメージとか頭だけのイメージなどは創れますが、左右のからだを分けることができないのです。奈々さんは、なぜ右半身だけ、左半身だけのイメージを創ることができるのでしょう？　視覚的なイメージとして、たとえば他人の半身だけの姿を思い浮かべることはできないでしょう。それなのに自分の視覚的なイメージは半身になるのですね。これは過去、作業療法室で自分の背中から撮った写真を見た時の驚きと関係ありそうな気がします。このことはもっと深く考える必要がありそうですね。

もうひとつ驚いたことは、匂いについてです。「夕方の空気の冷たい感じが心地よいと感じる時に、その匂いが気持ちいいと感じる」ということです。「共感覚」というものを知っていますか？　音に形が見えるとか、味に形があるとか、そんな話を本で読んだことがありませんか？　そんなにはっきりした感覚ではなくてもわたしにも多少そんなことなのかなという体験があります。たとえば雨上がりの庭に出ると空気の冷たさの感じとさわやかな匂い（わたしは雨の匂いとか風の匂いと呼んでいます）を感じ、全体としてすがすがしいという気分を感じます。でもよく考えてみると、空気の冷たさは温冷覚として「冷たい」と感じますし、風が頬に当たってくる感じは触圧覚で風の圧力として感じます。「雨の匂い」とわたしが呼んでいる匂いは、おそらく雨にぬれたことによって強く匂い立つ土の香りなのかもしれません。だったら嗅覚で感じるものですね。こんないろいろな感覚で捉えているものが、雨が降っている時に感じる陰気な嫌な気分の記憶と関わり合って「さわやか」「すがすがしい」という感じになるのではないかと思います。このわたしの体験の喩えで言うと、奈々さんはこんな体性感覚で感じることは意識されずに、「匂い」として感じるのですか？　この「匂い」の正体をこんなふうにわたしが言うようなやり方で意識することはできますか？　匂いとして感じられること、それは何もおかしいことではないのでしょうが、今わたしたちは自分という存在についてわたしたちのからだがどんなふうに関わっているのかを考えているのですから、いろいろとやってみましょう。ぜひ、あなたの「匂い」の体験の意味をこんなふうに言葉にして意識してみて下さい。

最後に「力が入っていないほうが楽だと感じる」ということについて。そんな状態が一方であなたには不安な感じがあるとしても、わたしは「とうとうそういうふうに感じられるようになったんだ」

と思いました。覚えていますか？　はじめて腕の力がスーっと抜けて肘から指先までがダランとなった時のことです。わたしとお母さんは感動で涙が出たのに、あなたは腕全部が消えてしまったように感じてびっくりし、そして「怖かった」と言いました。力が入りすぎるとどうなるか、どれほどそれが都合の悪いことかをあなたは考えることでは理解できたと思います。でもそれが体験として怖かったし、不安だった。つまり、〝力が入っていない状態〟を楽であるとは感じられず、その後も「確かにそのはずだけど（力が入っているほうが）落ち着く」と言っていました。あの時と今とを比べて何が変わったかということでわたしが思うのは、あなたはあれからずっと自分と心と自分のからだを別のこととしないで、以前には無視してきたその繋がりのことについて考えてきたこと、だから切り離されていたあなたの心とからだを同じところにあるものとして考え続けていることです。「対話しているように」と言えばぴったりです。

散歩の途中でからだがうまく動かなくなって、とにかく人にぶつからないようにという気持ちで焦ってしまうということですが、それでは散歩は気持ちのいい、楽しいものにはなりませんね。今あなたがずっと考え続けていることは、きっとこんな問題を解決する糸口になるはずです。だからこれからも続けていきましょう。わたしも一緒に行きます。

中里瑠美子

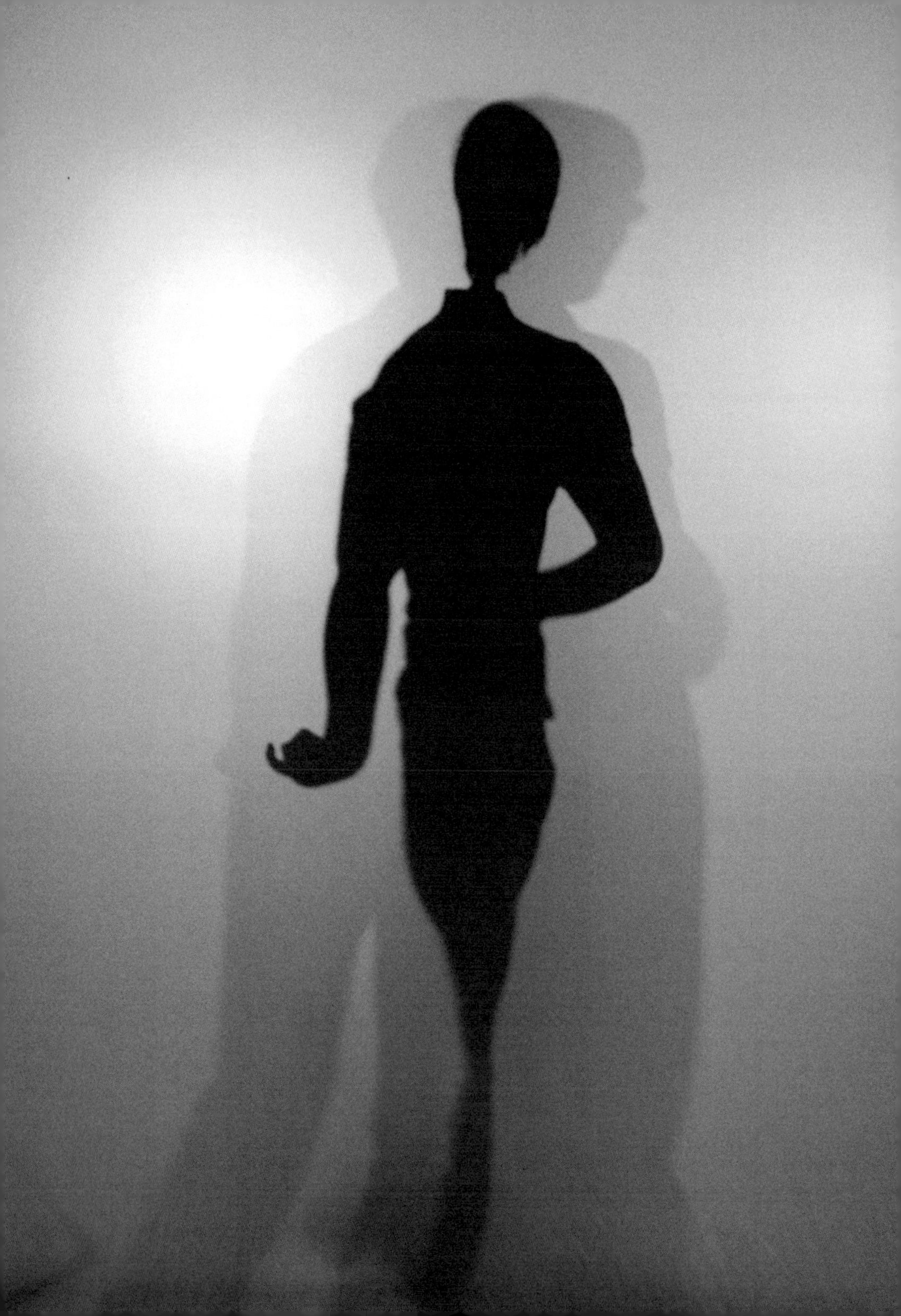

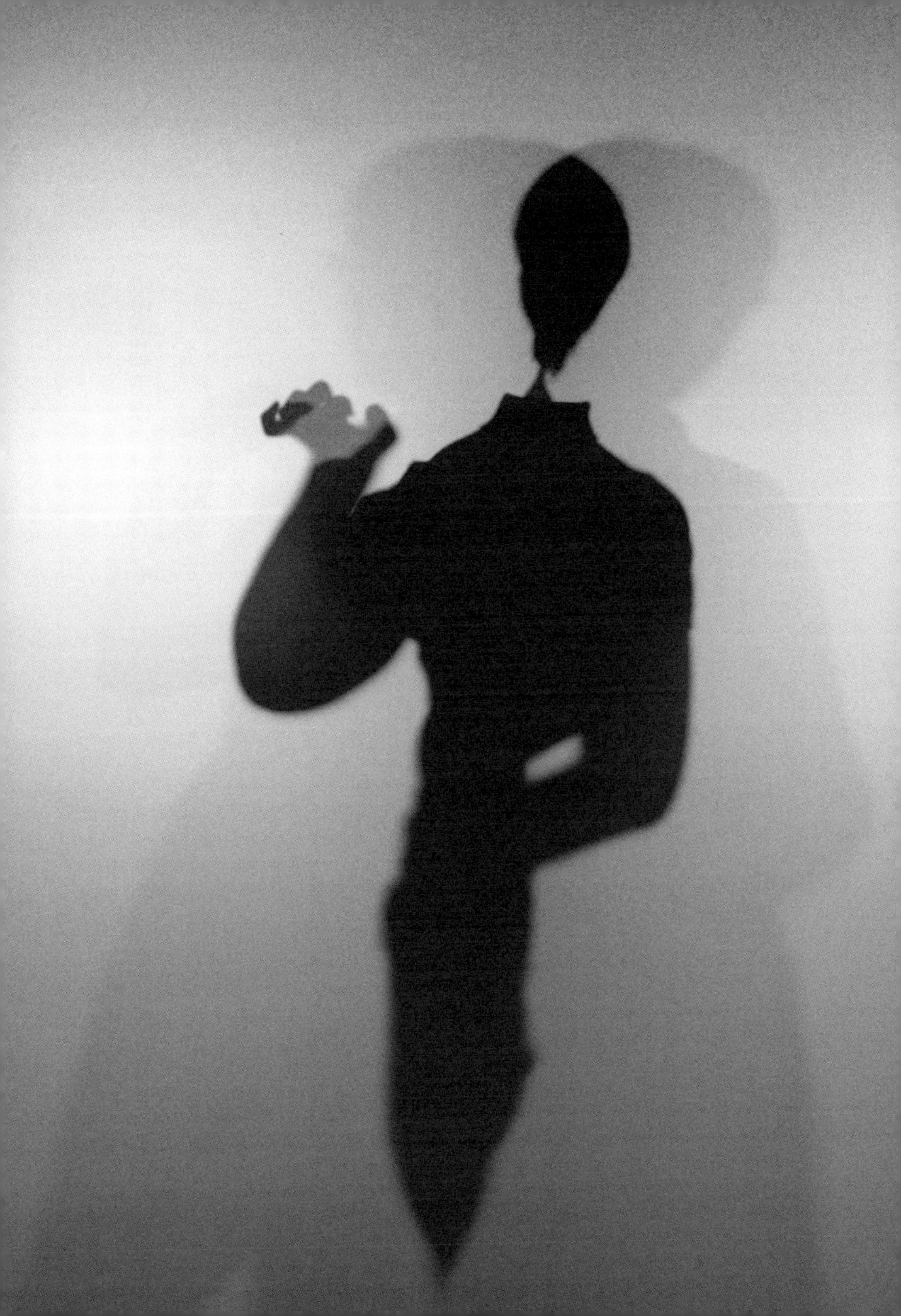

中里瑠美子様

最近のわたしは、歩き出してしまえば歩きにくいということはないのですが、特に背中や腰が痛いことが多く、からだも思うようにならないことが多いです。止まっている時のほうが動いている時よりも痛みがあり、どうしたらいいのか考えているうちに一日が過ぎていきます。痛みを感じるのは右側だけで、左側はなんだか詰まっている感じです。意識がからだ全体に行くとからだがほぐれて痛みも詰まるような感じも少なくなりますが、でも左側には力がすぐに入ってしまうことが多く、そうなると全身に意識を行かせるのが難しくなります。歩いている時、力が入っていることにあまり意識を向けなくてもいい状態の時に、「気持ちいい」という感じについて考えてみました。この間の「匂い」のことや、わたしのからだのイメージについても考えてみました。

「気持ちいい」という感じですが、わたしの場合、やはりそれが匂うように感じます。中里さんのお話から、はじめて匂いが体性感覚によるものかもしれないということに気づきました。「風」とか「冷たい」という感じを匂いではなくほかの感覚で想像してみようとやってみましたら、確かに匂いよりも別な感じのほうが多いのかなという気がしますが、やはり何か、わたしが「気持ちいい」と感じているものではないような気がします。たとえば、風が吹いた時に肌にそれが当たる感じが「気持ちい い」かどうかと言えば、わたしの場合、そうでもありません。むしろ風が肌に当たることが気になるかな。…でもそんなことを考えているうちに、別の気持ちいい状態をみつけました。調子がいい時にわたしは空を見るのが好きなのですが、上を見上げると「気持ちいい」と感じます。口から息を吸う時も気持ちいいです。特に冷たい空気が入ってくるのを口の中で感じられる時は気持ちいいですね。呼吸の気持ちよさはその時の匂いと一緒に気持ちいいと感じているのでしょう。でも「からだを動かす」ということを考えると、まだ気持ちいい感じは浮かんできません。ですからわたしの場合、気持ちいい感じが浮かんでくる経験の数が少ないのですね。

全身のからだのイメージのことですが、からだ全体をイメージすると左側は存在感と視覚的なイメージのどちらもが無くなってしまうようです。でも、存在感ということでは、なんとなくですが「何かがある」感じがしてきます。どんな形でどんな大きさかということはわからないのですが。これまで写真や鏡で見てきた自分の左側や右側の状態を思い浮かべながら左側をイメージしようとしても、やはり「何かがついている」感じしかしません。「頭」についてもやってみますが、やはり半分に思えますが、他よりも少し左もあるのかなという気がします。これは「表情」でも同じで、「口」のあたりだけはしっかり左右があるように思います。でも表情を作っているわたし自身の顔は浮かんできません。表情を動かしてみようとして目や口、頬などを思い浮かべてみると口の左側だけが先に動くように感じます。自分の顔はからだの中でも一番よく見ているはずだから、表情について考えるのも簡単だろうと思っていましたが、他の左側と同じように、顔もなんとなく「そこにある感じ」がするだけで形がないということが、自分でも意外でした。

他の人を思い浮かべる時、確かに右半身、左半身の両方があるということはわかります。そのからだのどの部分をイメージしても両側がきちんと揃っています。でも、わたしにはこれまで自分の右と左はまったく別のものとして分けて考えるのが当たり前でしたから、自分の全身が左右一緒に存在するものとしてイメージすることが難しいのです。イメージしようとすると左側か右側のどちらかになってしまうのですね。

小川奈々

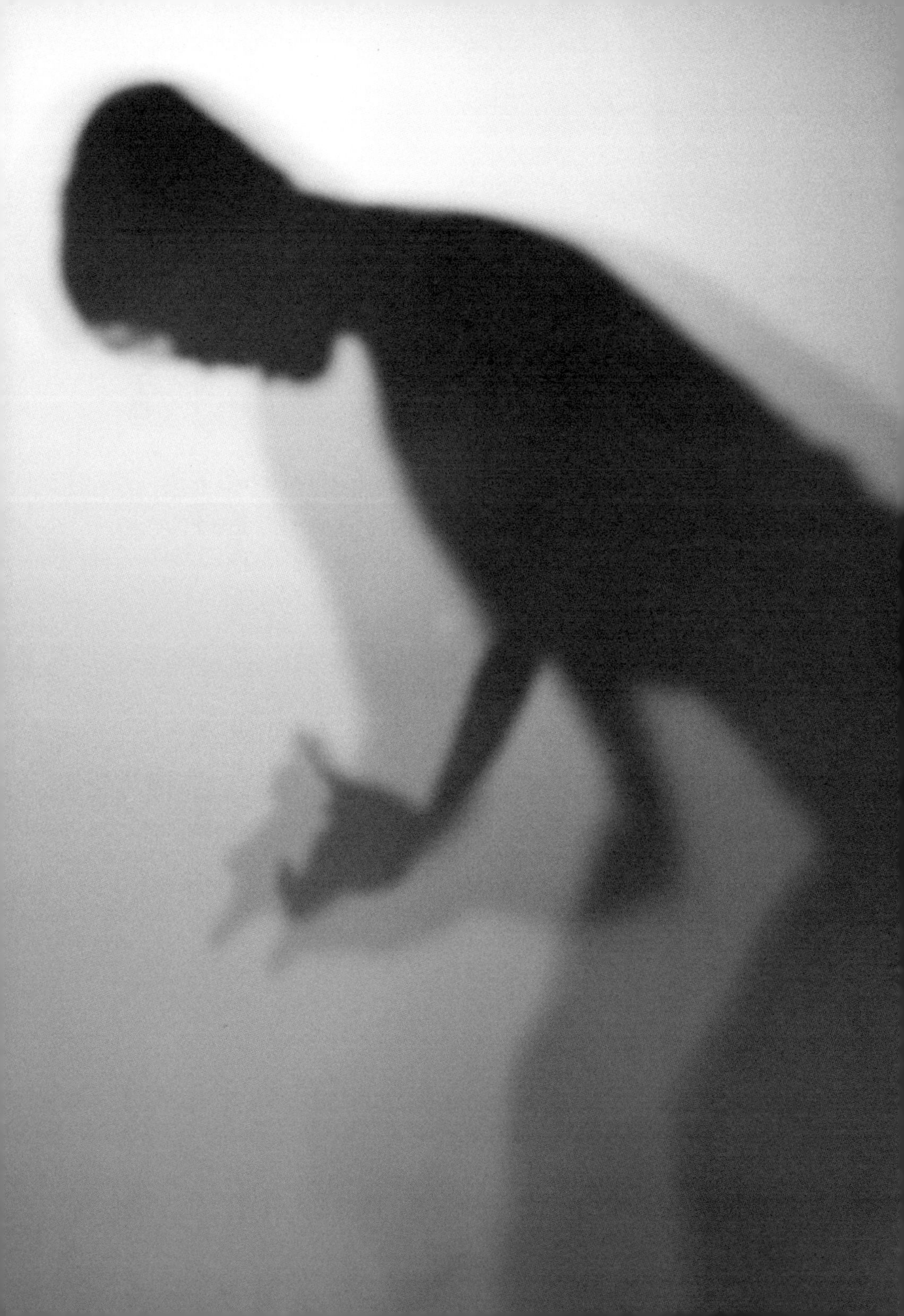

中里瑠美子様

今年も、もう数日になりました。この一年は時間が過ぎるのが早かったと思います。最近は、歩いている時も、動き出してしまえばからだはスムーズに動いているように思います。

この間のリハビリでは自分のからだがすっぽりと抜け落ちてしまったようで、自分でもよくわからない感覚が多く、家に帰ってからもいろいろ考えていました。特に手を動かしている時に手があるような無いような感じがしてしまい、その動きがわからないというよりも存在そのものが曖昧になっているように感じました。とても不安定で不安でしたが、だからといって力が入ったら、それはそれで落ち着かない感じでした。どちらの状態も「嫌な」感じです。何が嫌なのでしょう。

以前には、力が入っていない時だけ存在感がないようで不安でした。でも最近は、力が入っている時でもからだ全体が止まってしまうように思えて不安定です。どちらかと言えば、力が入っていない時のほうが右手で確認するなどしながら確かめることができるし、からだも動くのでよいと思えるようになりました。でもそんな力の抜けた状態、存在感が薄い状態で左側に注意を向けようとすると、頭の中がモヤモヤした感じになってしまい、力が入ってしまいます。たとえば、調子がいい時に左手を持たない状態で左手の様子を考えようとすると、力が入ってしまいます。右手で押さえたり、何かで押さえられたりしている時にはそれほど力も入らないので、最近では右手で左手を持っていることが多いです。でも以前のように「押さえつけている」わけではありませんから右手もあまり疲れないのです。右手を左手から離すと力が入ってきますし、からだが詰まったような感じになってきますので、特に人が多いところではだいたい右手で左手をもって確認しながら力が抜けた状態のままでいるのが一番良いように思います。たまに右手を離していても大丈夫な場合もありますが、それは何かを考えていたり見たりしている時で、気がつくと手が離れていても大丈夫だったという状態です。でもその時にはからだについてのイメージそのものが無くなってしまっているので、それが存在していたかどうかもわかりません。でもそれは気持ちいい状態の時に起こるようです。

最近は歩いている時が気持ちいいように思います。からだが止まった状態だとだんだん詰まってくるように感じるので、力が抜けた状態でからだに詰まった感じが無く歩き続けられる時に、からだが楽になり「気持ちいい」と感じようです。

でも嫌な感じや気持ちいい感じについては、これまで「なんとなく」で済ませてきたことなので、どんな時にどう感じるかを考えるのはとても難しいですね。

小川奈々

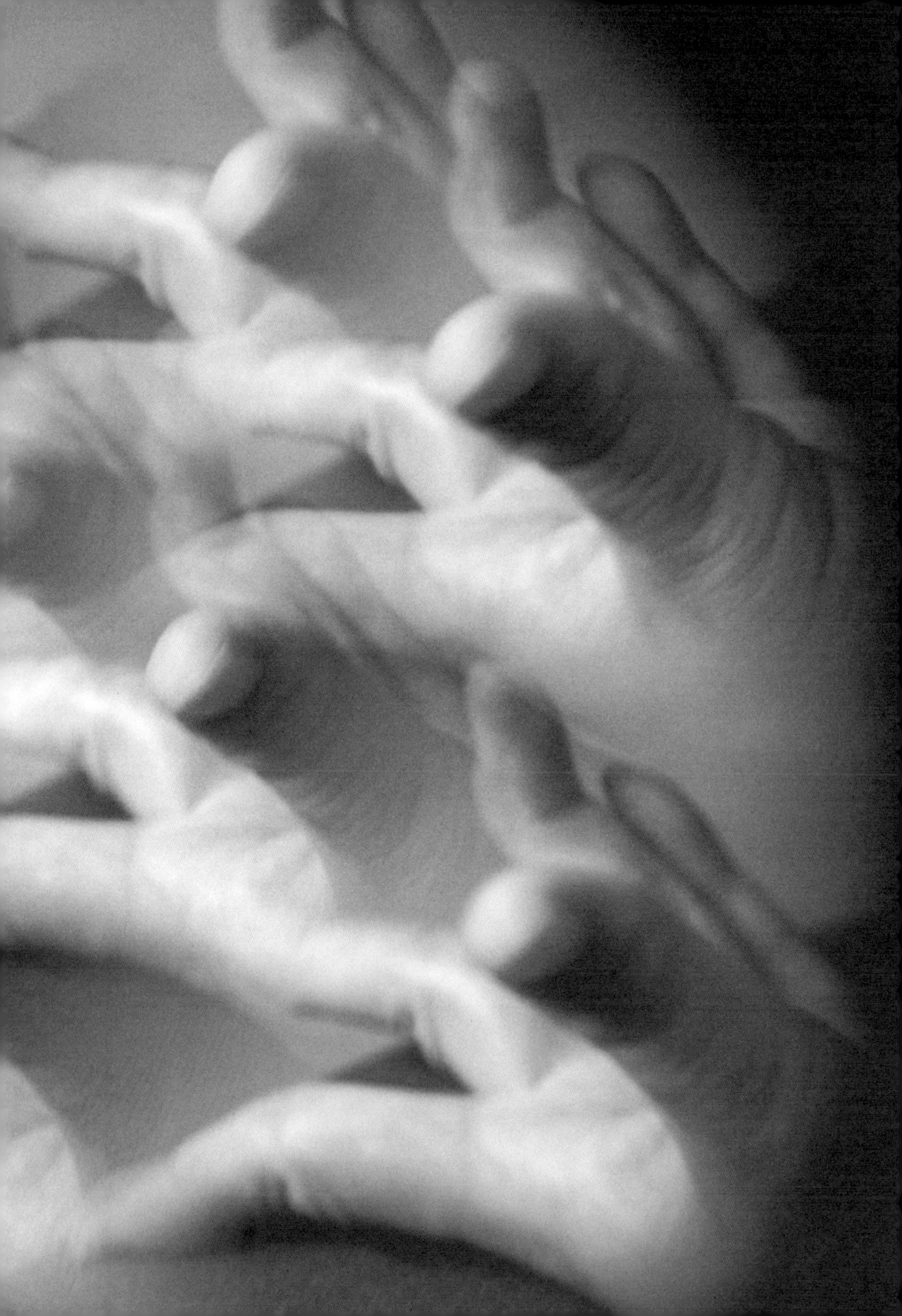

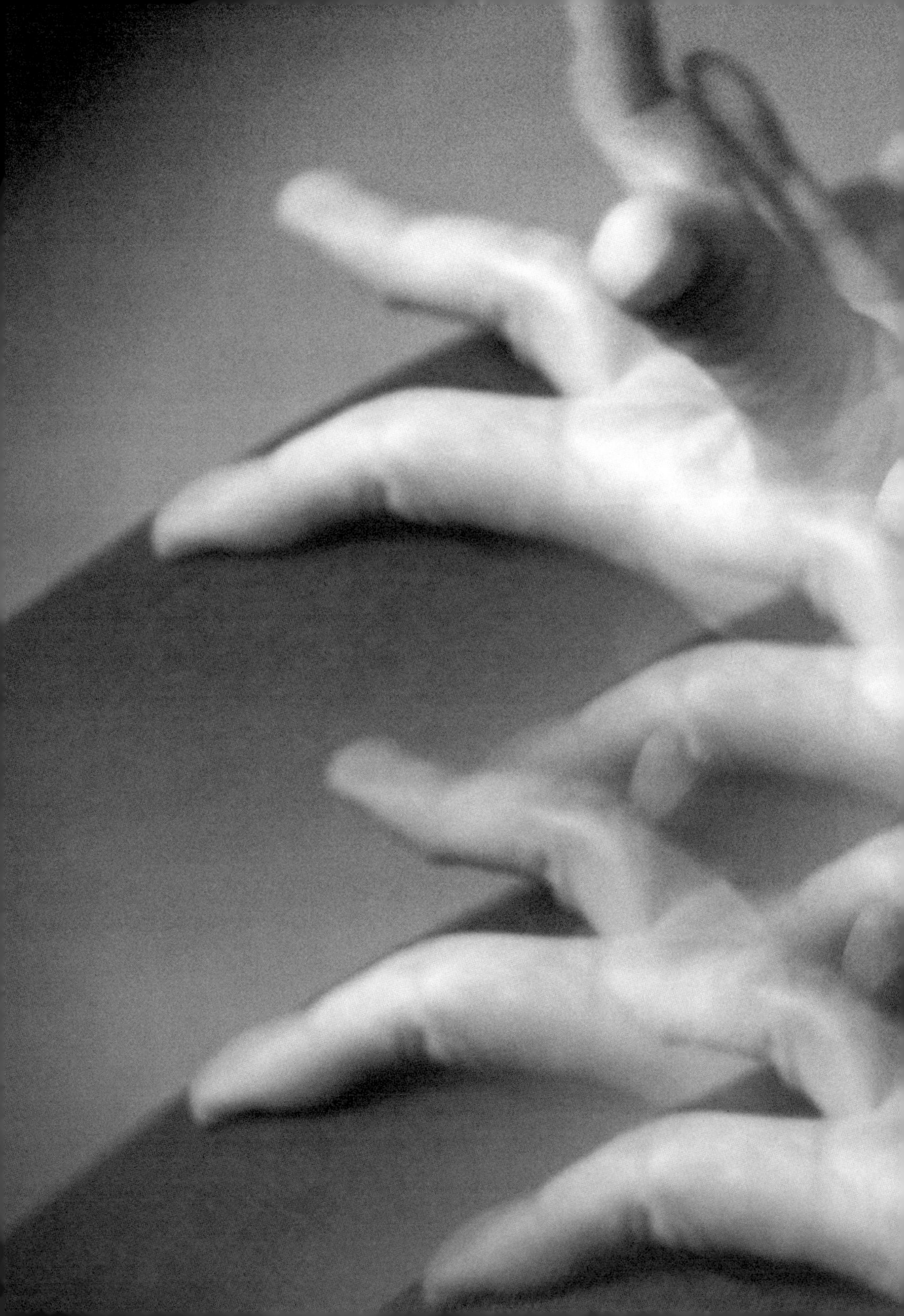

小川奈々様

こうしてやりとりを始めてもう一年になります。わたしには発見の連続でした。今日はそれについて自分なりにまとめてみようと思います。

奈々さんとこうして話してきた最初の頃、わたしがセラピストとして考えなければならないことは患者さんの運動機能だと思っていました。片麻痺がある状態から新しく運動が出てくる際には、その運動の性質は片麻痺という病的な状態の影響を受けます。だからそうした運動の異常な特質をできるだけ避けて、いかに本来の運動機能を生み出すかというのがわたしのテーマでした。リハビリを続けてきてその成果は得られてきたと思っています。それはわたしが奈々さんをみてきて実感してきたことですし、あなたからもご近所の方や久しぶりに会われたご親戚に「からだが良くなったね」と言われましたと聞いて、納得していたところがありました。自分の仕事の目的として予測できていたわけです。でも大発見がありました。からだの動きが良くなっていることを見ることは、突き詰めていくと実は「自由に動く左の手足は違和感があり、自分のからだと感じられないし、イメージもできない」というあなたの心に向き合っていることなのだとわかりました。わたしが今まで想像もできなかったことです。頭では人の心と身体とは切り離せないと思っていました。でもこのように心がからだのイメージを創り、それが実際に創造されるということは、実は思いもよらなかったのです。あなたも驚きましたね。わたしたちはそこで大きな曲がり角を曲がったのだと思います。次に発見したことは「自由に柔らかく軽く動く手足は、自分とは思えず、どこかで否定している感じがする」ということでした。さらに「右半身も自由に動くことは落ち着かない。いつも左半身を押さえているのが自分の右半身だ」ということも発見しました。でも、どうしたらからだを気持ちよく動かす体験を創ることができるのか、というのが難問でした。そんな時に舞踊家の勅使川原三郎さんとのワークショップを体験できたことは突破口だったと思います。あなたが〝生まれて初めて〟「あんなにたくさんからだを動かした」「あんなに長いこと右手が左手を持たずに、自由に動いていた」。そして「からだを動かすことを気持ちいいと感じたのは初めてだった」という新しい経験を、それまでのからだのイメージと比べていくことができるようになりました。あなたにとって「からだを動かすことは気持ちいい」というのが初めての経験だったなんて、リハビリを始めた頃のわたしはまったく思いもしなかったことでした。あなたはからだを動かしたがっている、だから思ったとおりに運動が創られるように学習していこうというのがその頃のわたしの考えだったのですから、本当に短絡した考え方でした。今にして思えば、この「思ったとおり」というのは「なるべく動かないようにすること」だったのかもしれません。だとしたら治療の的が外れていたわけで、勅使川原さんとのワークショップがあるまでわたしたちはリハビリの中でそのことに気づけていなかったのですね。ワークショップで気持ちいいと初めて感じたことで、あなたは自分のからだが動くことが気持ちいいと感じる時や、それがどんなことかをみつけることができ始めました。少なくとも、動いても嫌な感じがしない時の経験を意識的に創っていくことができ始めたことが、次の大きな曲がり角だと思います。あなたがそんなことを考え始めたからでき始めたことだと考えれば、経験が脳を変えると言われることがこのことだろうと思います。

最近はまた別のことも考える必要がでてきました。お酒を飲むと気持ちがよくなって、周りの人が驚くほどからだを自由に軽く動かすことができているということです。そしてあなた自身もそれを「動きやすくなって元気になる」と感じていることです。なぜでしょう？　自分のからだはこういうもの、左側は動かないようにしておくもの、右手は左手を押さえているものというふうに、あなたが自分のからだを意識する時に考えるいろいろなことが、お酒に酔うと意識から外れるからかもしれないと、わたしは勝手に想像したりしています。お酒に酔うとからだが〝まるで麻痺が無いように動いている〟ように見えることは重大なことです。だって、意識の上では奈々さんはそうした状態を得るために治療に来られているわけですからね。

このリハビリはお互いにとって自分探しのところがあります。発見するとそれまで不可能だと思っていたり、思いつくこともできなかったことがひとつひとつ見えてきたり、その先に進む道が見えてきたりするようです。あなたが自分のからだと心について考えることは、わたしが自分のからだと心について考えることと無関係ではないということがわかりました。お互いに相手のからだと自分のからだのことを考えながらやってきたのだと思います。ですからわたしたちのリハビリもこうして新しい方向に進んでこれたのだと思います。

中里瑠美子

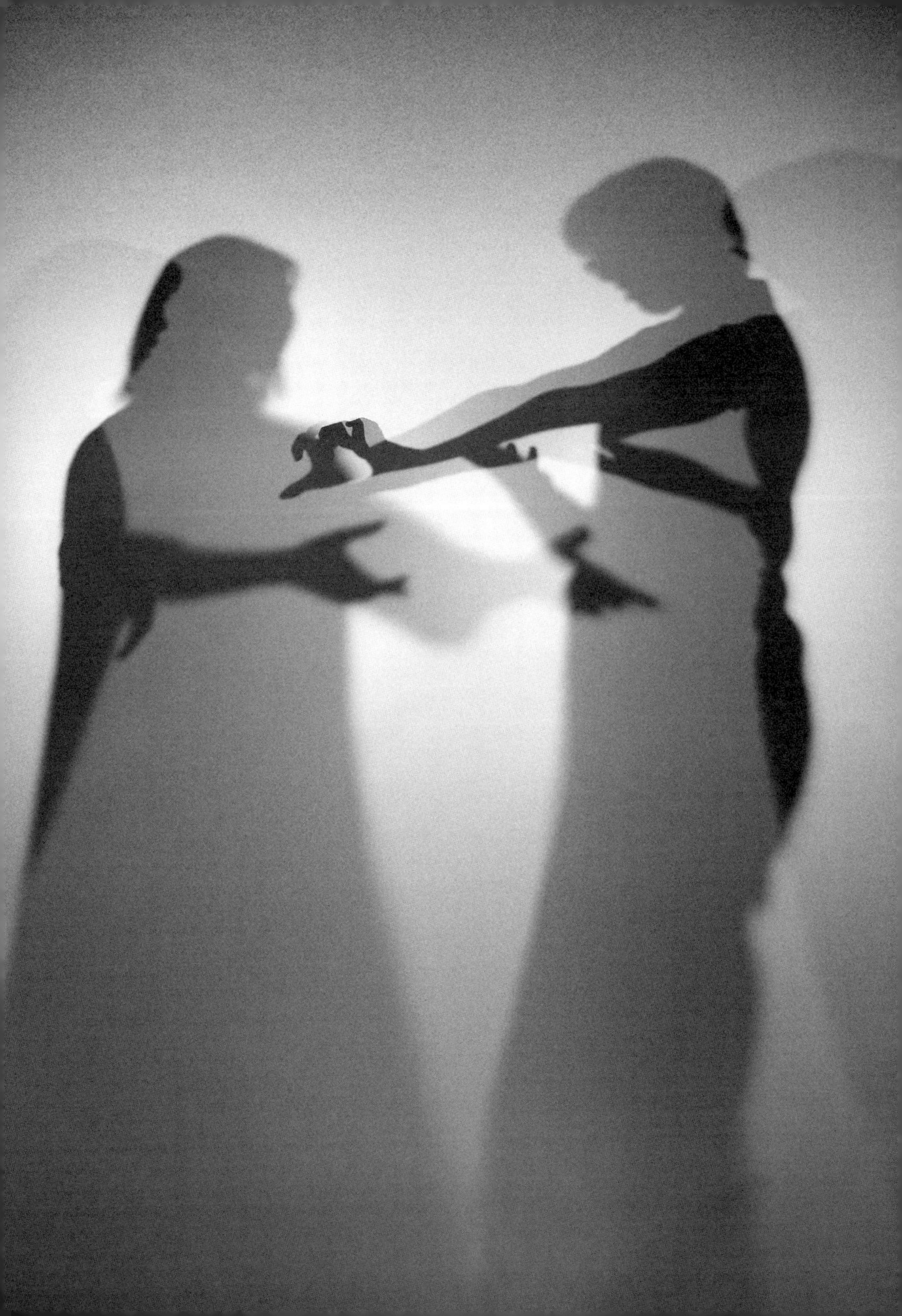

中里瑠美子様

十三日のリハビリの時、日常生活の中で自分が決めているルールや習慣について思い返してみてはどうかと提案していただきました。やってみましたがあまりに日常的すぎてなかなか思いつけません。道の端っこを歩いたり、座る時に右側で左の手と足を押さえたりするということが浮かぶぐらいですが、みつけようと思います。最近、左手を握っていることが多いと気づき、そのままだと左側全体がだんだん硬くなっていくように感じるので、とりあえず右手で左手を持ってしまっています。でもそれ以外は、体調もよく顔のあたりの張りもとれてきたように感じられます。

わたしの一年も発見でした。自分ではからだのことをわかっているつもりでいたのが、実はわからないところがたくさんあるということ、そして「気持ちがいい」という感情も自分ではわかっているつもりでしたが、実際、どんな時に気持ちいいのか考えるとわからなくなるというように、自分でも「なぜわからないのだろう?」と考えてしまうことが多かったですね。日常的すぎて普段は考えてもみなかったことを中里さんに指摘され、初めてそこに意識を向けてみるということがたくさんありました。そもそも自分の左側というものを考えていないことさえ自分では気づいていなかったのです。左側がどう動くかということ以前にそれがわたしのものとして感じられていないのではないかと言われた時、「そう言われてみれば…」と自分でもびっくりしました。今のようなやりとりが始まる前ですが、最初のうちはわたしも単に左手が動くようになることだけしか考えていなかったので、左手の力が抜けるようになった時の違和感とか怖さは自分では理解できない発見でした。あれからじぶんのからだをいろいろと見直していくと、それは左側だけの問題ではなく、右側やわたしの感情についても自分にはわからないことがたくさんあるということがわかってきました。なんとなく嫌な気持ちということで済ませていたことも、当たり前で済ませずできるだけ具体的に考えていこうとするようになりました。勅使川原さんのワークショップで左手を気にしないで過ごすという体験ができたことは衝撃でした。動いていることが気持ちいいことだと、あの時初めて知ったように思います。おっしゃるようにそれまでは自由にからだが動くということは、右でも左でもわたしにとっては不自然なことだったのでしょう。あれ以来、「気持ちいい」ことを探すようにもなりました。

お酒のことから、普段は自分の意識が自分の動きを縛っているのかもしれないということでしたが、確かにそうかもしれません。でも、わたしの中のからだに対する意識や習慣については、それがどんなものなのかまだみつけられていません。

小川奈々

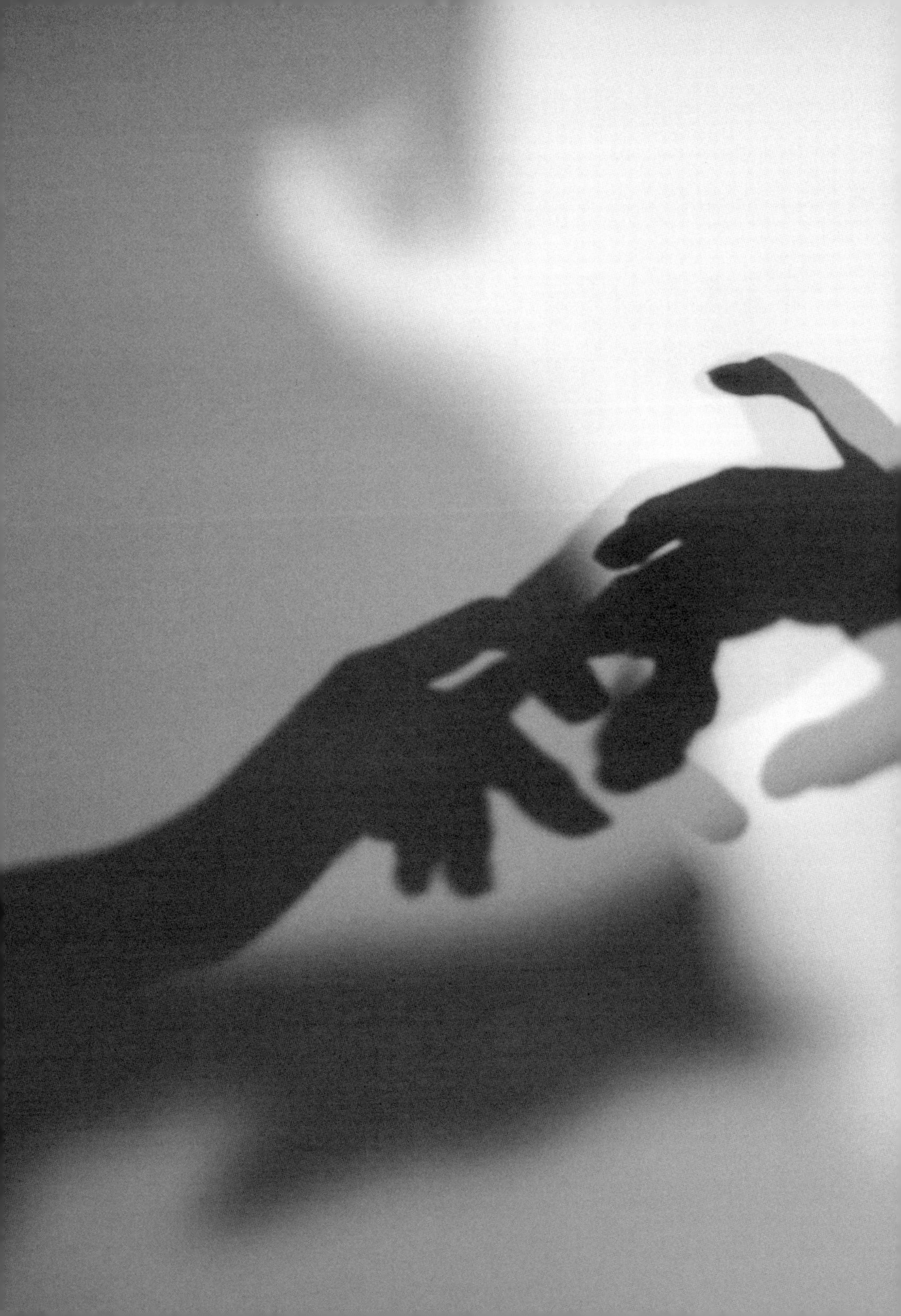

中里瑠美子様

土曜日のリハビリ、ありがとうございました。あれから手をさわってみたりしながらその形を思い浮かべようとしたのですが、どうしたら手を開いていられるかなどと考えてしまって、なかなかその形までは出てきません。目ではどんな形かと見ているつもりでしたが、目を閉じてそれをイメージしても、実際とそのイメージとが違っているということが意外でした。

ところでこの間のリハビリの時、勅使川原さんとのことが話題に出たので、またＤＶＤを観てみました。ＤＶＤを観ていると勅使川原さんとわたしの動きが最後のほうで合ってくる、というお話でした。見直してみましたら、それが少しわかるような気がしてきたのですが、同時に、以前観た時には感じなかった違和感のようなものを感じました。同じＤＶＤを観ていても、今回は以前と違ったところに目を向けて意識したことで違ったふうにからだを感じました。

勅使川原さんの動きとわたしの動きの関係を見てみようと思ったのです。最初のほうはわたしはあまり動いていないのですが、後のほうで動けるようになってくるとスムーズに合っているように感じられて「こんなふうになっていたのか」と改めて驚きました。以前は自分の手が動いていることがあまりに印象深くて、そのことの気持ちよさに意識が向いていました。今回は観る前にリハビリで左の様子について話していたこともあって、勅使川原さんの動きと、わたしの左側を意識しました。自分で動くことが気持ちいいという感じとそれは関係あるようです。というのは、気持ちいいと感じている時には勅使川原さんとの動きが合っているように思いますし、最初のうちどう動けばいいかわからなかった時にはたとえ勅使川原さんが動いてもわたしは自分が動いていないように感じたのです。後半になって右側が動くようになってくると、それを見ているわたしの中でも自分が動いている感じがわいてきて、動きが合っているということが少しわかるような気がしました。その時、左側がどうなっているかというのはまったく気にしてなかったのですが、改めてDVDを観ると、手が小刻みに動いていたり、座っている時に左足が大きく後ろ側に行っていたりしています。左足については、普段ならこんなことになるとだんだんしびれてきたり痛くなってきて気にせずにはいられなくなるのですが、とても気持ちがよかったという印象のほうが強くてそんな状態の左側を放っておけたことが、改めて意外に思いました。

さて、これは日常生活の中でのからだについての習慣と言えるのかわかりませんが、特に調子の悪い時は頭の中で「いちに、いちに…」と拍子をとったりリズムに乗ろうとしたりすることがよくあります。頭で考えられなくなると口に出ていたりすることもあります。そんな時は左手をトントンと叩きながらリズムをとっていたりします。そうするとだんだん落ち着いてくるのです。

小川奈々

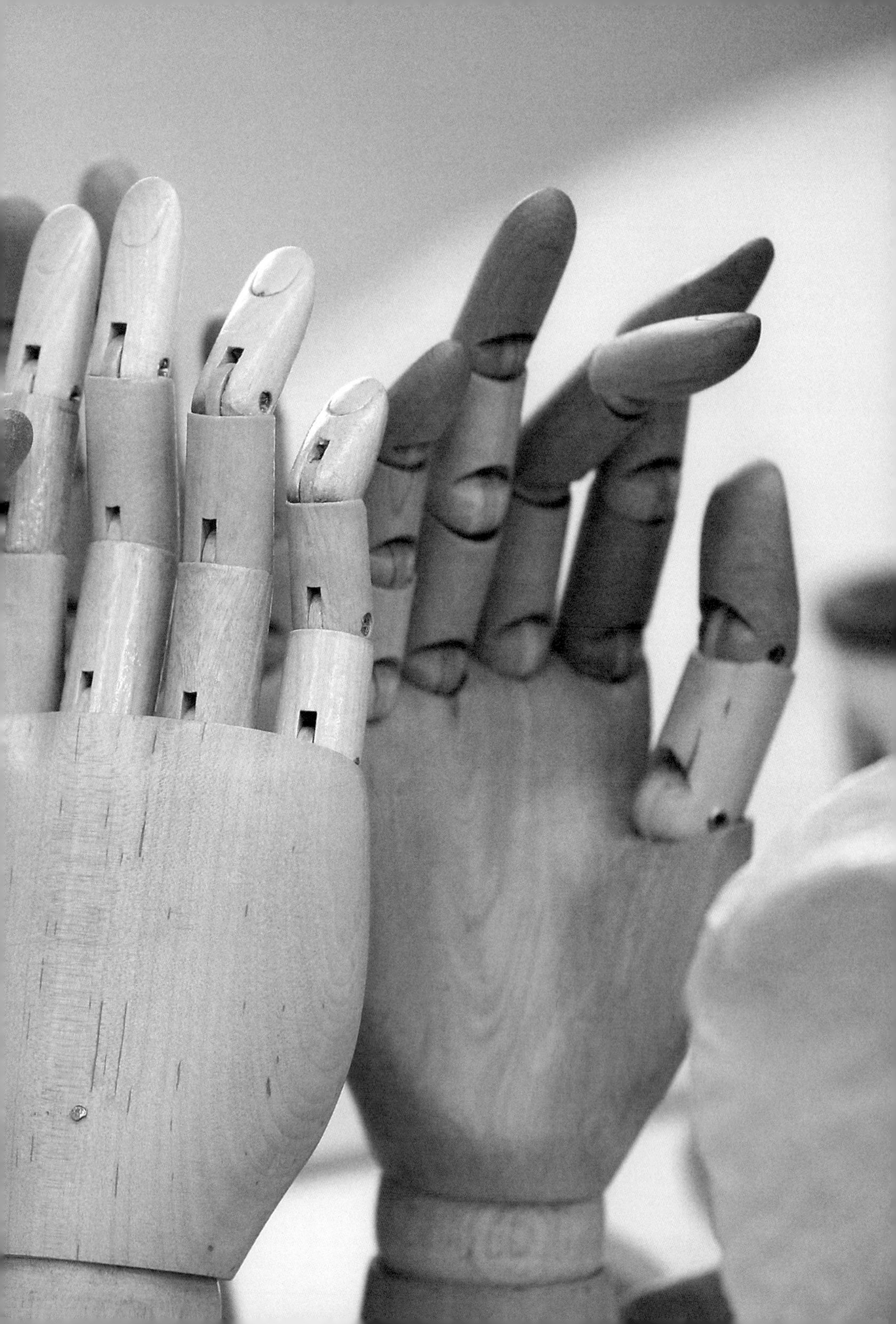

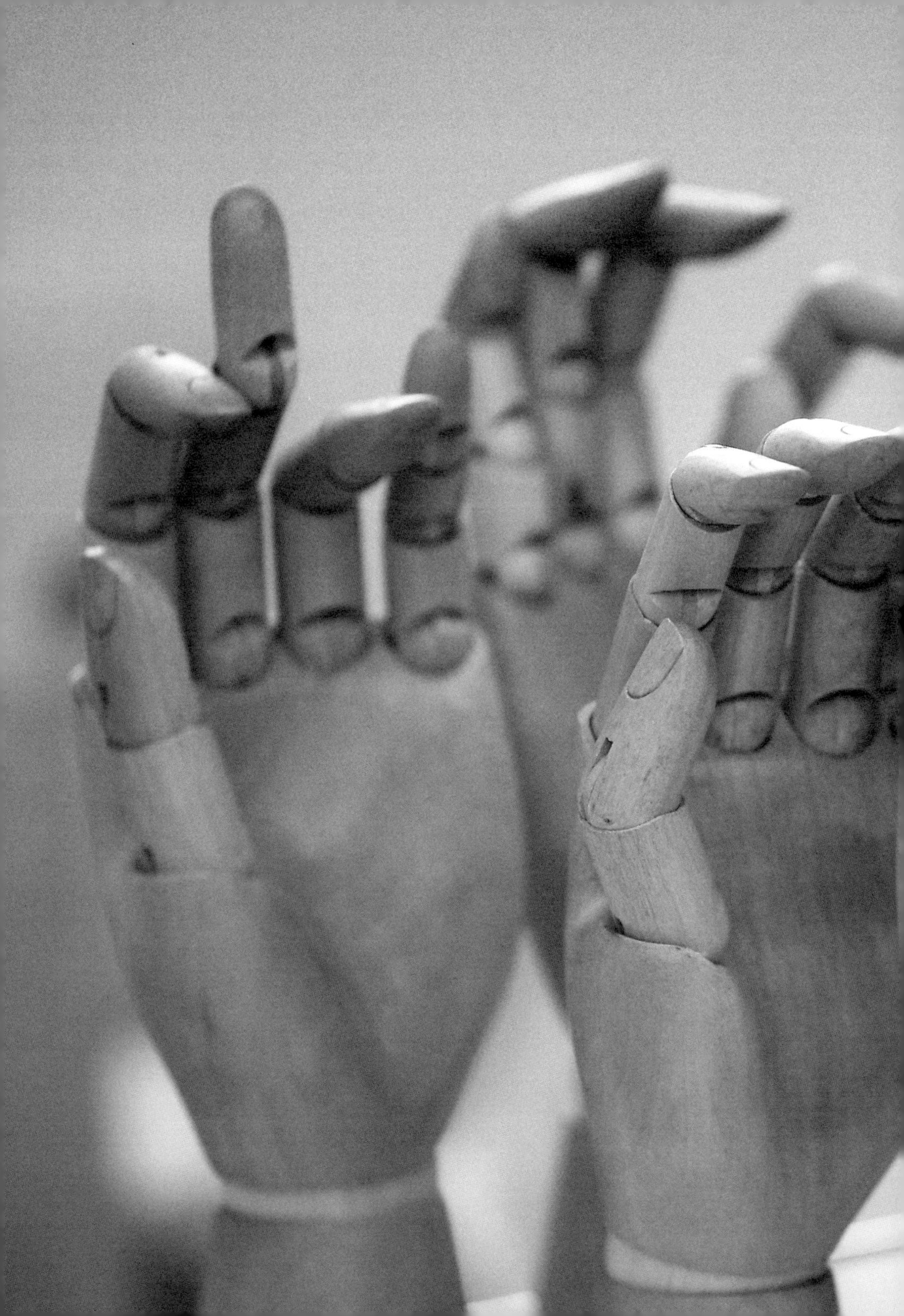

中里瑠美子様

最近は暖かくなってきたせいか、からだが軽く感じられる時が多くなってきました。先週の土曜日は岩崎さんとのリハビリでした。立っている状態で自分が自然だと思う姿勢のことや、動きながら左足を使ってみるということをやりました。左手のことは気にしないようにして、足と右手の動きだけに注意を向けたのですが、だんだん左手の力も抜けてきたようでした。その時には動くことが気持ちいいと思えました。

立っている時にそのままの状態で左足を地面に着こうとすると嫌な感じがしてすぐに足を着けない状態に戻したくなるのですが、足踏みのような状態で立っていると、ずっと足を着けた状態よりも立っていられるように感じられます。これは家に戻ってからもやってみたのですが、外の人が多いところだと家よりも足を動かしにくくなるようです。だから足の着き方をリハビリの時よりも小刻みにしたりしながら左に注意を向けていくといくぶんいいみたいです。でも注意がそれるといつの間にか元の、足の着かない状態に戻ってしまいます。それでも、乗り物の乗り降りの時などは一度足を着けて、少し動かしながら踏み出すとその後はスムーズに動けるように思えます。これは足のことですが、手のほうは、できる限り左手を気にしないようにして動いてみたのですが、最初は左手が気になり、すぐに右手で押さえたくなってしまいました。でも、右手を動かしているとその動きが気持ちよく、左手が気にならなくなってしまっていました。こんな状態は勅使川原さんのワークショップの時も同じでした。最初は意識して気にしないようにしなければならなかったものが、だんだんその存在が気にならなくなっていました。むしろ「忘れている」状態なのかなと思います。でも動きが止まってしまうとやはり左手が気になって右手で確かめたくなることはあります。こうした感じがなかったのは理学療法で太極拳の動きをした時だったかなと思います。あの時は、ただからだをひねりながら手を振っているだけの動作だったのが、それを数回やっているうちにからだが軽くなるように感じられました。しばらく続けていると左手もだんだん伸びてきて、それが変な感じではなく「気持ちいい」ように感じられたのです。これは家でやってみても同じでした。普通なら左手を右手から離した状態で力が抜けると、気持ちいいというよりむしろ不安定な感じがするのですが、あの時には左手が離れた状態でも「気持ちいい」と感じられたのは不思議なことです。最近、少し右手を左手から離した状態で歩いてみています。だいたいは人がほとんどいない場所なので、手がどこに行ってもよいという気持ちがあることもあって、意外と歩けるのだなと思いました。この間のリハビリでお話したように、長い時間歩いていると左側が詰まってくる感じがするのは相変わらずあるのですが、右手を振って歩くなどしていると左が気にならない時間が少し長くなっているように思います。実際にはどうなっているのかわからないのですが、左側が詰まってくる感じというのは、歩いていてもからだが傾いているように感じたりして不安定なこと、左側がひとつの塊のように思えて、そのままにしておくと足や顔のほうまで突っ張ってくるように感じられます。だから右手で左手を持ってしまうのですが、そうすると右手も左手も落ち着いて、からだ全体が落ち着くように思えるのは、「右手は左手に注意を向けるもの」と考えてしまうこれまでの習慣からくることなのかもしれませんね。日常生活の中で気持ちいいと思えるのはどんな時かということも考えるようになりましたが、まだまだあまり思い浮かべることはできません。

小川奈々

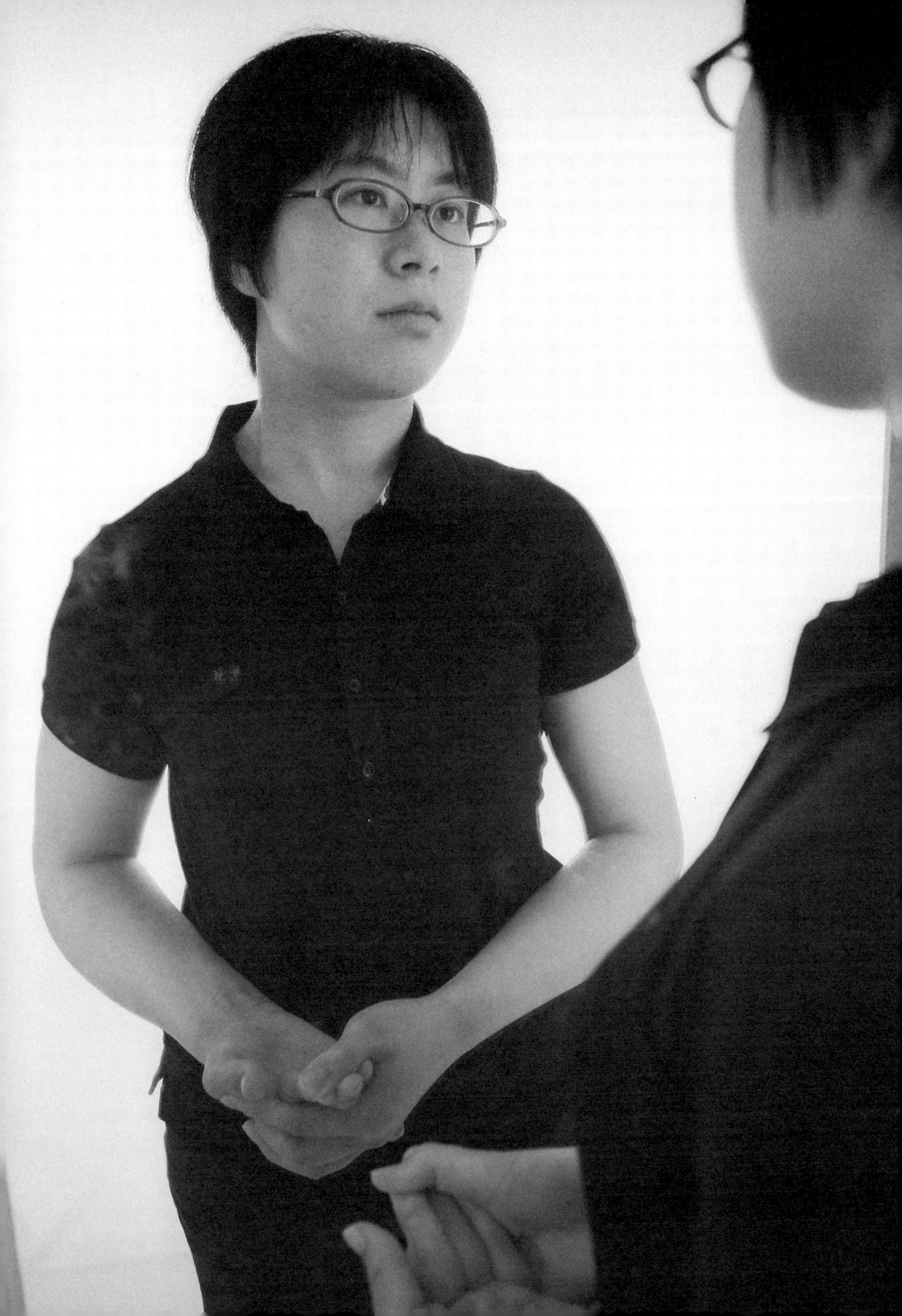

小川奈々様

前回の理学療法の話を聞きました。改めて身体はひとつなんだと実感しました。これまでも身体はひとつのシステムなんだということを手がかりにいろいろと考えてきたのですが、ここに来てまた新しい見通しが出てきたと思います。右手や左手の違いとか、左手が奈々さんにとってどんな存在なのかといったことではなくて、身体というものが奈々さんにとってどんな存在だったのか、そして今はどんな存在なのかということです。そこに左とか右はないと思います。そんな意味で身体はひとつなんだということを考えていきたいのです。説明になるかどうかわかりませんが、最近わたし自身がこんな経験をしました。

一か月ほど前に右足の小指の（解剖学で言えば）中節骨か末節骨を骨折してしまいました。骨折した直後は小指だけでなく足全体がボワンとして輪郭がはっきりしなくなり、どこまでが自分の足でどこから足でない空間なのかわかりませんでした。指も親指は感じますがほかは足袋のように一塊のようでした。そんな具合で歩くと、足の裏をどのように地面に着いて、しかもそこに体重をかけるのかがわかりません。すると無意識にそうするのでしょうが、代償運動が起こってきます。痛い小指の周辺を接地しないですむように、足裏が外に反って、たったひとつ存在感が残っている親指の付け根を接地するのです。そんなことをすると膝が内側に動くわけですから股関節も内側方向に力が入るような格好になります。すると歩くために右足を前に出すたびに左側に向けて力を押してしまい、重心も左側に偏っていきますから、真っすぐに歩こうとすると左足でその力を押し返すか、内側に向かう股関節の動きを打ち消すような逆の力をかけないといけません。また、歩く時の蹴り出しの時に足指の先に体重をかけると痛いので、ふくらはぎと太ももの裏側の筋肉を緊張させて後ろに引っ張るようなことになります。前に進んでいくために重心は後ろに引くのですから、数歩進むだけでも重労働ですね。右足がお尻から全部痛くなり、同時に右肩から右脇腹に力を入れて固くしていることに気づきました。おまけにそれを支えるためでしょう、左肩もいからせて歩いているのです。すると右足だけでなく腰や肩まで痛いということがわかってきました。こうなるともはや問題のある右足だけの問題ではなくなっているわけですね。そして、右側に人がいることが恐ろしく感じられ、たとえば電車では無意識のうちに右側がドアという位置に立っていたり、道や階段を歩く時も右が壁や手すりという場所を選んで歩いていました。仕方なく電車の中央に立つしかない時は自然に右側にバッグをたらしてガードしたり踏まれないように右足を膝から曲げて浮かせていました。すると、意識していないと右足の存在感が薄くなってくるのです。きっと脳が矛盾だらけの右足の情報を排除しようとしているのではないでしょうか。ここで、もし右足が消えてしまったらどうなるでしょう？　今の脳の話で言うとひとつの代償運動が次の代償運動を生み出し、やがて脳の中ではそれはそれで辻褄の合うシステムを創りあげていくのでしょうね。でもそうやって形成されてきた運動は、たとえ脳の中で辻褄が合っていたとしても、外の世界とは合っていないということにならないでしょうか。だからわたしの脳がそんな現実と食い違った辻褄合わせをどんどん進めていかないように、自分にリハビリをやろうと思いました。常に足指と足裏と下肢全体の関係に注意を向けるように意識しようとしました。かなり必死になって向けていないと注意はすぐにそれてしまうこともありました。その結果少しずつ小指の存在がはっきりしてくると腫れが治まってきて、痛みというものをからだ全体の感じからみた時に異質な情報だと感じられるようになりました。足の存在やからだの動きが読めるようになり、代償運動と思われたからだの中の戦いが消え、なんとなく全身が軽くなって両足が同じように感じられるようになってきました。まだ少し痛みますが、〝小指の関節を曲げると関節の先っぽが痛い〟というようにはっきりとその意味を捉えることができます。

身体はひとつなんだと実感したわたしの経験が伝わりましたか？　奈々さんの身体もひとつのわけですから、左半身が右半身と状況が異なるという事実があっても、必ず運動の形成、からだの内側の感じが形成されていく際には、それを全身に繋げるための脳の辻褄合わせがあると思うのです。であれば、ただ右と左の違いを意識したり、その関係を考えるというのではなく、からだをひとつにまとめるために何がシステムとして形成されているのかという視点から考えていきませんか？　そして、意識的に奈々さんの中で運動の形成を変えていくことを考えましょう。次回の作業療法で、このあたりのことを考えてみましょう。

中里瑠美子

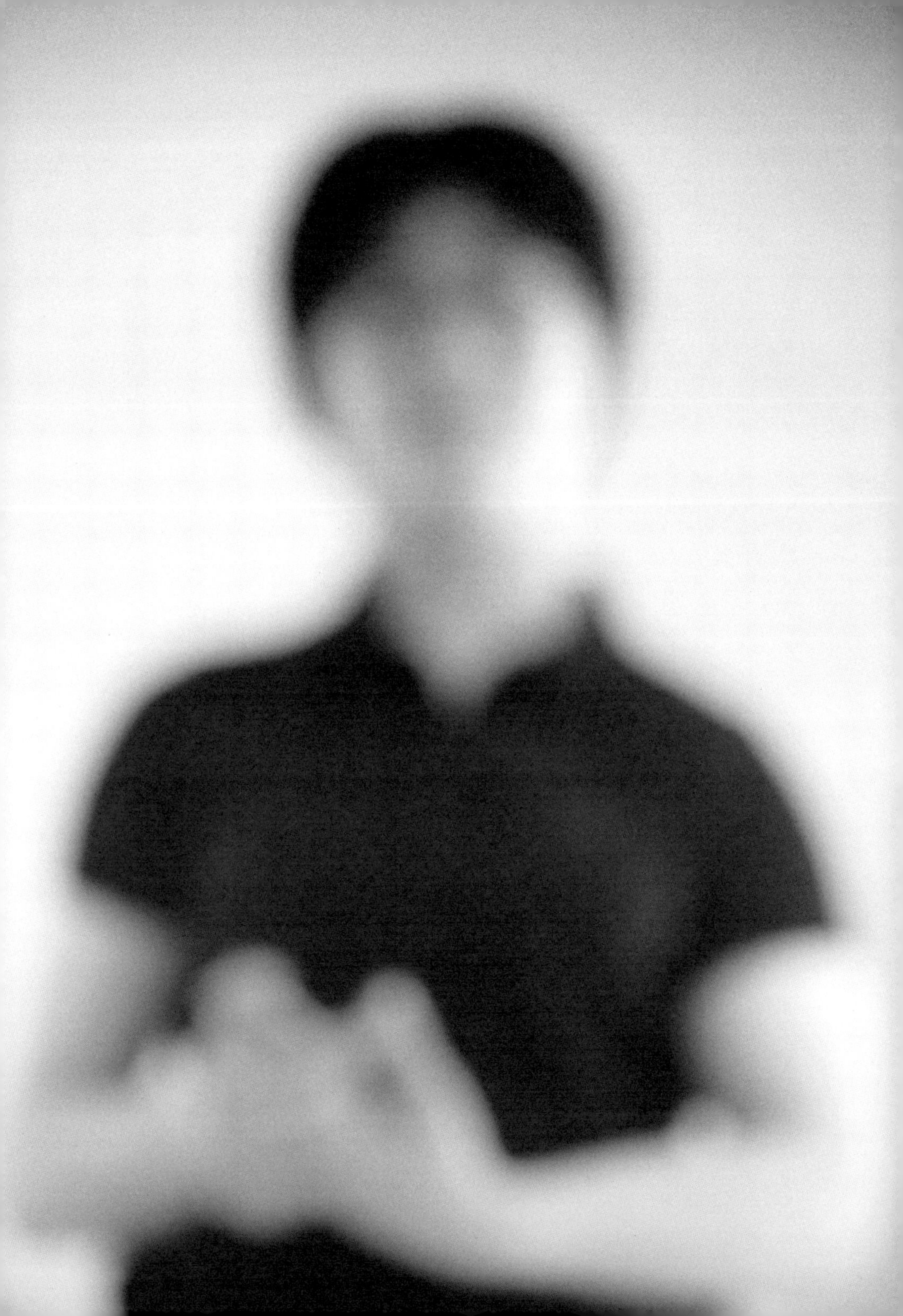

中里瑠美子様

ここのところ歩いている時以外は足が着きにくくなったり、手を握ってしまって上半身が塊のように感じられてしまったりしてからだが固いと思える日が続いていましたが、ようやくスムーズに動けていると感じられる時が多くなりました。

骨折のことから身体がひとつだということを実感されたということですが、「なるほど」と思う部分が多かったです。からだがひとつであり、感覚が薄いところをほかで補うことで全体の辻褄合わせをしていると感じられることは、わたしにもあるように思います。しかし、これと同時に、「左」と「右」というようにからだがひとつではなくバラバラであるもののように感じられることがあります。その時に「身体がひとつ」と考え、それぞれの関係を考えようとしても上手くいかないように思います。また、外の世界との関係での辻褄と、自分のからだとしての辻褄について改めて考えてみると、そこの部分はこれまであまり感じてこなかったように思います。そこでもう一度、自分のからだがひとつと感じられる場合と感じられない場合のこと、身体の辻褄と外の世界との関係について少し考えてみました。

からだがひとつにまとまっていると感じられる時、それは調子がよく、力も抜け、両足を着いて歩ける時の感じでしょうか。その時に足の裏や手に意識を向けてみると、途中ですっぽり無くなってしまっている状態であるように思えることがあり、目で見れば確かに形のある手があり足があるのですが頭に浮かぶイメージの中では「あるべきものがない」と感じられます。こうした感じは以前とは違ったものだと思いますが、「そこに何かはあるが、それが自分のからだなのか他のものなのかわからない」という感じです。そんな時に力が入るとその存在がはっきりしてきて落ち着く感じがします。このようなことが中里さんのおっしゃる「脳の辻褄合わせ」でしょうか。さらにそんな時に左側を右側に引き寄せていると、からだがしっかり存在している感じがします。でもそれはからだがひとつになるというより、だんだん左と右とが別のものというように思えてきて、これは左と右の違いを意識化しているというよりは別のものであると考える時にようやくそれが自分のからだであると意識できるように感じられます。では自分のひとつのからだはどこにあるのかと意識してみると、それはやはり左側を無視した状態のからだであるように思えます。ただし、その時にも左もあるはずだということはわかり、確かに、しかしぼんやりした何かがからだにあるようには思っているのです。ぼんやりした感覚のことが多い左側を右で確認したり、かばったりすることでからだをひとつとして扱っているような具合でしょうか。もしかしたら、わたしの場合はそうすることでからだ〝全体〟が存在しているように感じているのかもしれません。

脳の中の辻褄と、外の世界との関係での辻褄とを一致させるのは難しいと思いました。たぶん頭の中で辻褄の合っている状態というのは、わたし自身の中ではそれを普通と受け止めている状態だろうと思います。そんな状態が外の世界からみれば辻褄が合っていないのだろうし、それを合わせようとすると自分としては何かが違うと思えてくるのでしょう。でもこれまでいろいろなことをやってきて思うことは、外の世界との関係の中で辻褄を合わせた時のほうが痛みがなかったり、疲れにくかったりするということです。でも「何か変だ」という感じが出てくると、そうやって自分と外の世界とが辻褄の合った状態のままでいるのは難しいと感じます。

小川奈々

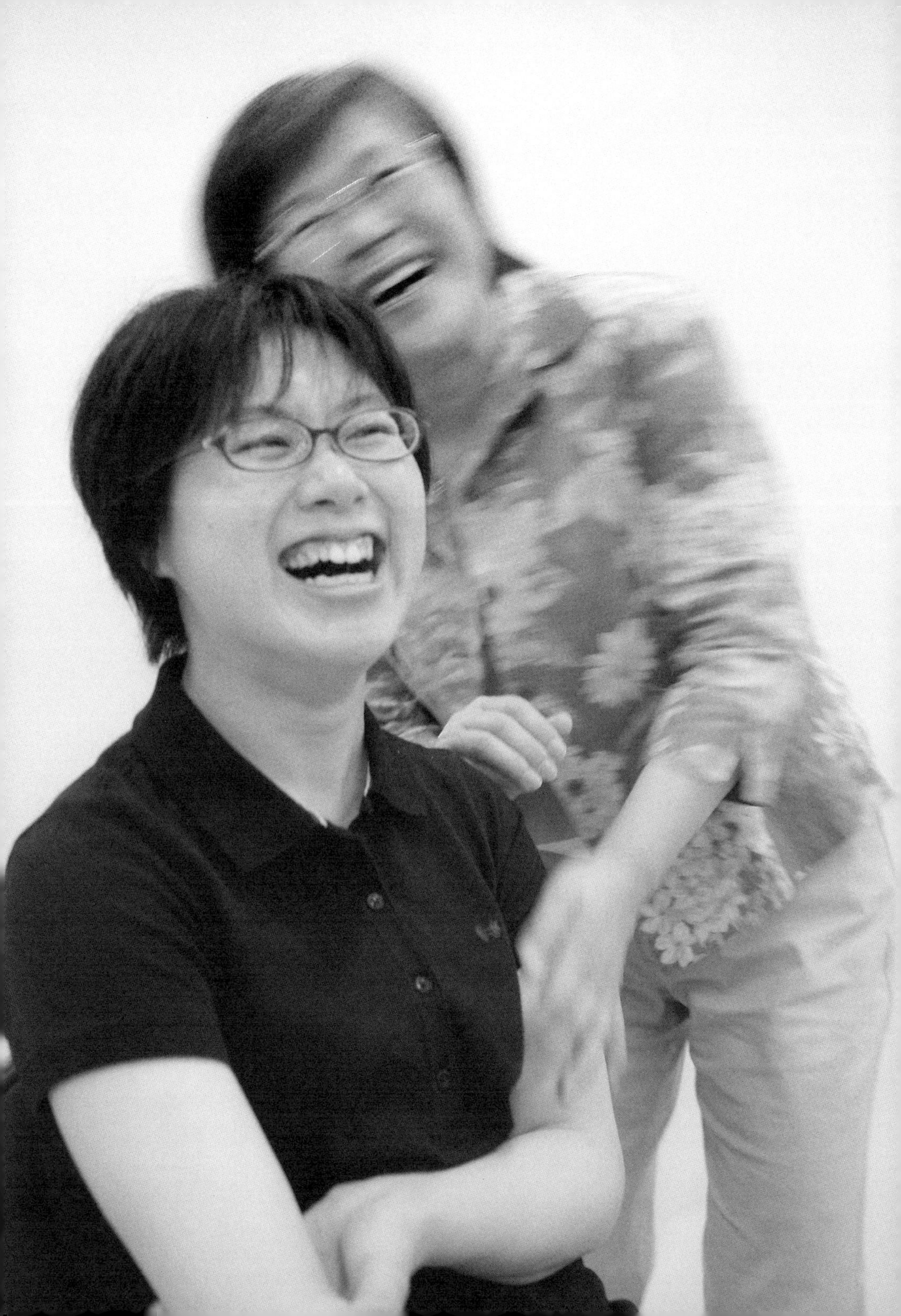

中里瑠美子様

最近は体調の変化が激しく、からだが固まってしまっているような日があったり、とてもスムーズに動けているように感じられる日があったりですが、からだに意識が向けやすく、たいていの場合は、固まってしまっている時にも、落ち着くことができれば動きやすくなるように思います。最近は、左手を右手で持たないでいる時、足か手のどちらかに力が入ってしまいます。右手で左手を持っている時はいいのですが、そうでない時に、両方とも力が抜けたような状態になると不安定です。また、この一か月は体調の変化が激しかったので、自分にとっての楽な状態と「いい姿勢」のそれぞれの場合にどんな感じがしているのか意識を向けていました。今回は、左手を離している時の状態についてと、姿勢のことについて考えました。

まず左手を離している時、歩いている時ではたいていの場合、手に力が入ってしまいます。外に広がった状態になっている時もあれば、腕が閉じている状態の時もあるのですが、そのまま放っておくと痛みを感じてくるのと、首のあたりが圧迫されているように思えてしまうのとで、だいたいは右手で左手を押さえるようにしてしまいます。これを押さえないで左手に意識を向けてみると、手が下に降りたりからだに近寄ってきたりして少し楽にも感じられるのですが、その時には足が着かなくなったり歩きにくくなってしまっています。そのため、歩くほうを優先して左手は右手で押さえて落ち着かせるということが多くなります。左手が外に広がってしまっている時には周りのものにぶつかってしまいそうで少し不安です。肩や肘より上のほうまではあまり意識しなくてもそこにあるように思えるのですが、肘のあたりから先については確かに何かがあるように思えるのに、どのあたりにあるのかがはっきりしないように思えます。腕が閉じている時は、広がっている時よりも存在感がしっかりしているように思うのですが、それがどんな状態なのかがわかりにくく、圧迫感が強くなってしまいます。どちらにしても変な感じです。

姿勢についてですが、最近、楽な姿勢と変な感じが交互に感じられるようになりました。体調の悪い時にはできるだけ楽な姿勢をイメージしてみるのですが、その時にからだをイメージしたり目で見たりしてみると右側に重心が行っていることが多くなっています。そんな時にはからだの左側がぼんやりしています。力が入っていることが多いので存在感が無いというわけではないのですが、からだの大きさが右と同じようではないように思えます。このイメージははっきりしないのですが、右側がありますが、後は左の肩のあたりだけがあるような感じです。それ以外の部分は、確かに存在することはわかっていても、それにさわって確認しないと、存在しているものがどれくらいの大きさのものなのかがわかりにくいように思います。そんな時に目で見て「いい姿勢」の状態にしようとするとからだ全体が安定しないように感じます。立っていて左足が着いている時ですと、足の存在感もはっきりせずぼんやりと嫌な感じです。

最後に、最近は歩く時に左足が着いた状態でスムーズに動けることが多いのですが、足をつける時の感じや動き方が左と右とで違うように感じます。左の場合、足の付け根の部分と足の裏があってそこだけが動いているように感じます。姿が見えるところでその様子を確認すると、膝なども動いているのですが、膝のあたりの存在感が無く、足の付け根と足の先だけが同時に動いて、足の裏も一箇所だけが床に着いているように思えてしまいます。それほど気にならない時もあるのですが、気になるとても変な感じです。

小川奈々

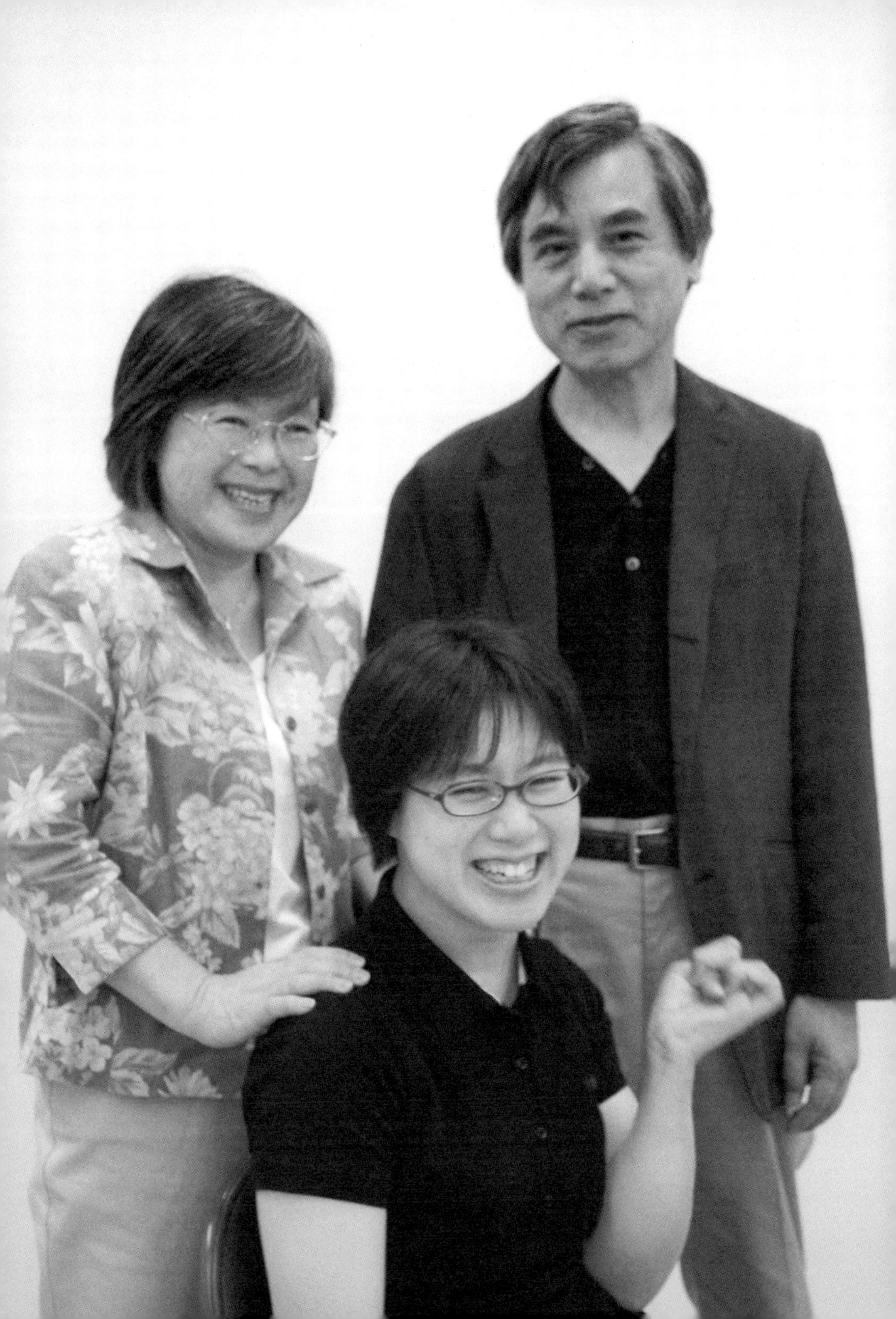

小川奈々様

一年のやり取りを通して、わたしたちは共にあなたの二十数年間を改めて体験してきたのだな、と思います。繰り返し言うように、それはわたしにとっても自分をみつける旅でした。そしてわたし一人でもあなた一人でもでき得ないさまざまな世界の展開を創り続けてくることができたのだと思います。この旅は、もちろんまだ続くのですが、本はここで終ります。最後に、一緒に旅を続けてきた奈々さんとお母様の小川元子さんに心からの尊敬とお礼をお伝えします。この本は実質約三年感の治療の経過をまとめたものですが、実は二十年以上の長い年月にわたる物語であることは、本文中にも書かれているとおりです。その長い間、常にお二人は一緒にからだをめぐる旅を続けてこられました。小川さんのからだに対する多くの気づきも、元子さんが母親として覚えておられた多くの記憶や写真から展開することができたこともたくさんありました。そして、そこには小川さんのからだを、特別の方向から見つめてきた元子さんの思考と感覚が絡んでいたのです。

翻ってみると、これらのことはわたしにとっては、自分の娘のからだからわたし自身が見つめて感じてきたことと重なる部分があります。自分に〝身体を介して世界の意味を創る〟経験を初めてさせてくれたのは娘の小さなからだだったわけですし、私も元子さんと同じように、いつもいつも娘を特別の方向から見つめている、普通の母親なのです。そして娘を、娘のからだを考えることはわたし自身を考えることとなり、奈々さんとの発見の連続は、また娘との発見の連続につながっているのです。こうして考えてみると、ひとはいつも目の前にいる大切な人と向き合い、その人のことを知ることで自分自身を知るということを続けているのかもしれませんね。だから、この旅は、奈々さんとわたしの旅であると同時に、奈々さんと元子さんの、あるいは私と娘の、または他の人との旅とも無関係ではないのだと思います。

これからも続いていく旅。どんな物語が展開するのか、楽しみにしていましょう。

中里瑠美子

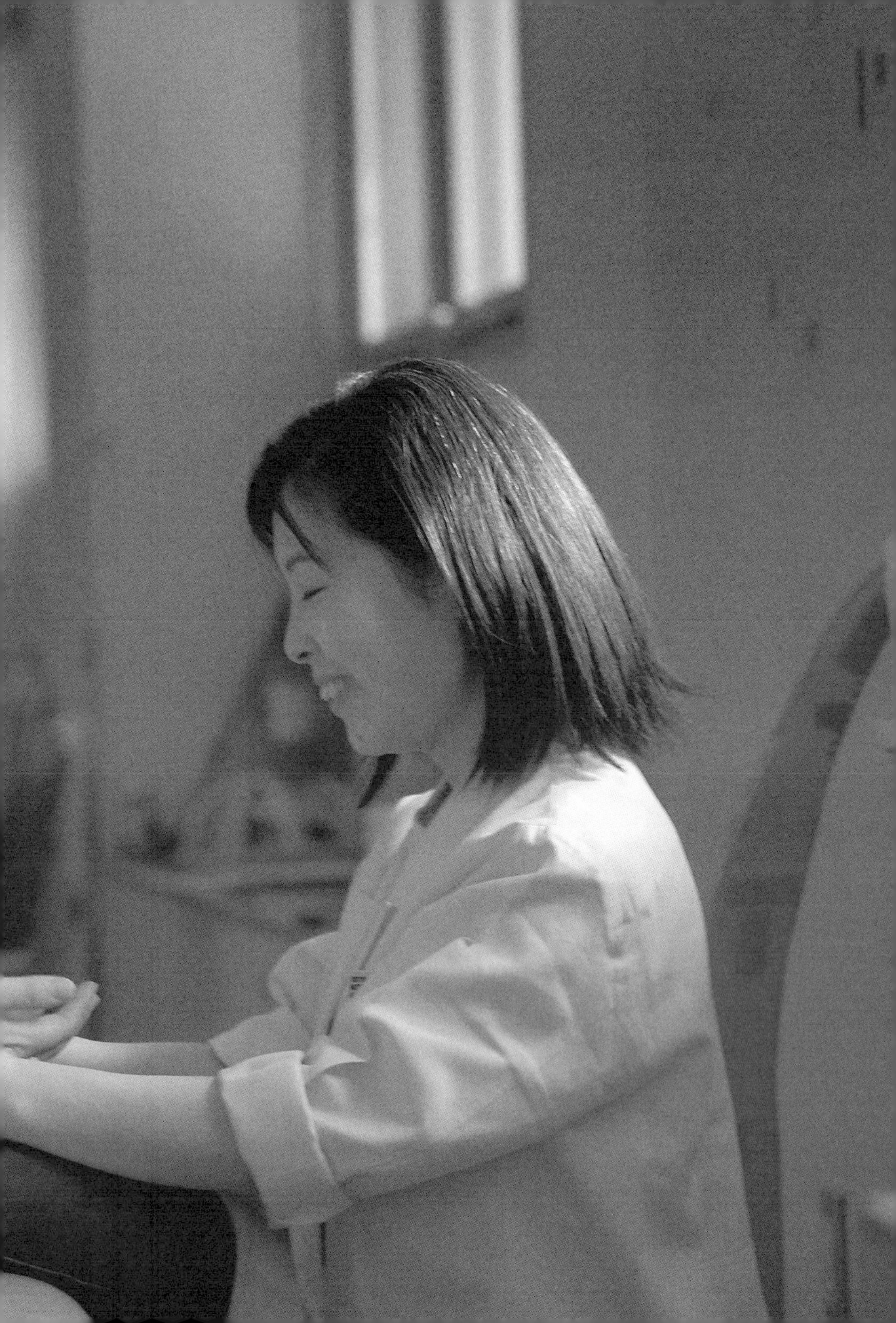

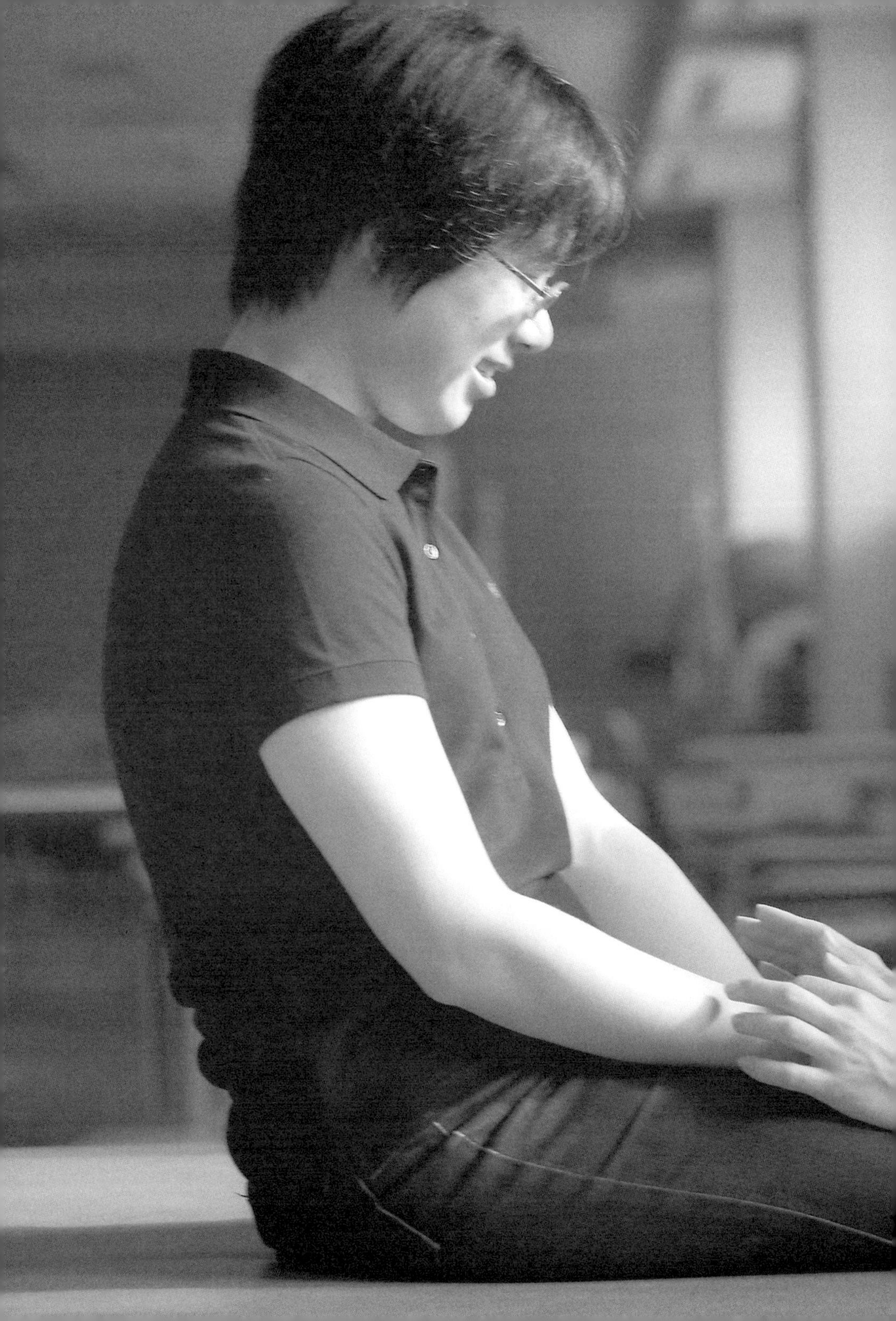

おわりに

セラピストであるわたしに、多くの患者さんが要求されることは「からだを自由に動かせるようになりたい。」ということです。しかしこの問題の解決策は長い間わたしにとって謎でした。どうすればいいのかわからずに、日々患者さんを前に悩むことばかりだったように思います。なぜなら患者さんは現実としてなかなか病前のように身体を使うことができるようになりませんでしたし、仮に動くようになっても、同じ言葉を言い続けるからです。たとえば脳卒中などで生じる片麻痺という状態は、どの程度動かせるのかという観点から五段階に分けることが、リハビリテーション治療の現場で行われることがあります。その中で「かなり自由に動かせる」とするV~VIレベルなどに到達しても、相変わらず患者さんは同じようにおっしゃることが多いのです。一体「身体を動かせる」とは、どんな状態になればいいのだろうか？　常にこの問題を抱えていたのです。

しかし、今から十年ほど前に、ある一つの言葉から、この問題を解決する糸口をみつけました。「身体を介して世界に意味を与える」。ある本にそう記されていたのです。この言葉の意味を考えるより先に、感覚的にイメージが広がったことを今もはっきりと覚えています。それまで抱えてきた自分の思いが解放されるような感覚でした。「身体を治すというのではなく、身体が世界の意味を創ることができるようにしなさい」。そう読めたのです。自分の考え方が、方向違いな所に向いていたということに気がついたのです。それまでずっと、「身体そのもの」を何とかしようとしてきましたが、それでは間違いだったのです。身体がすること、できること、それをそれまでのような「歩く、物を持つ、操作する」などの動作として考えていてはいけなかったのです。それらの動作は、「身体が世界に意味を与え、そのひとの世界を構築した結果」として行われるものであったのです。

このことがあるよりも約五年ほど前に、わたしは母親になりました。丸々とした娘のからだを抱いたり、汗ばんだ小さな手をつないで歩く保育園からの帰り道は想像以上に楽しく娘の存在をたっぷりと楽しみながらのものでした。その頃、娘の手を握ると自分に感じる心地よさと満たされる思いを、いつからか少し不思議な気分で感じるようになったのです。なぜ、〝娘の手〟だけにこのような特別な意味が感じられるのか、というものです。他の子どもと手をつないでも、そのような意味は創られません。一体何がこの違いをもたらせるのでしょうか。自分のどこでこのような判断をしているのでしょうか。その答えはわかりませんでしたが、一つだけはっきりとしていたことは、このような違いを自ら創ることができなければ、身体が自由に動くとは、到底感じられないのだということでした。患者さんが一様に「からだが自由にならない」と訴えられる理由がおぼろげながらわかったように思ったのです。しかし、だからといって、どうすればいいのかはわかりませんでした。わからないままに、悩みながらも結局大きな進展もなく、五年間が過ぎていったのでした。

「身体を介して世界に意味を与える」。この言葉を読んだ時にまっさきに、娘の手というまったく物理的なものから構築された自分だけの意味としての、あの満たされる思いがイメージとして広がったのです。そして直観的に、これを勉強しようと決めたのでした。その本は『認知運動療法〜運動機能再教育のための新しいパラダイム』という本でした。初めて聞く言葉でした。認知運動療法とは何なのか、本を読んでは患者さんと取組み、多くの事実が判明すると共に、今回この本にまとめたように、「身体を介して世界に意味を与え」「身体が世界を創っていく」ことは、患者さんの身の上にだけ起こることではなく、わたし自身にも経験として起き、新たな世界を創り続けることにつながるのだということを発見することになりました。そして「からだ」が存在することの意味を考えさせてくれたのです。

認知運動療法では、身体はさまざまな動作を組み立てるための運動器官であると同時に世界の情報を脳に伝える情報器官としての役割を重要視しています。むしろ、この情報器官としての機能が失われたことこそが、患者の脳における随意運動メカニズムを変質させ、麻痺などの病的状態を生じさせていると考えているのです。脳こそが自分の身体を介して収集される情報を解釈する唯一の器官であり、また必要な情報を探索するために適正な運動を起こしていくというシステムがあるとしています。この〝脳における知覚-運動の円環〟こそが自由な動きのために必要であり、加えて、それを方向づけるための〝意図や感情〟といった高次の機能や脳に情報を伝える器官としての身体の存在などが、一つのシステムとして機能しているとする、この理論の科学的根拠が、この本には列挙されていました。脳科学や神経心理学、神経現象学、言語哲学、記号学など多くの学問分野に渡る膨大な発見や考察が、認知運動療法の論拠となっていることを知りました。知れば知るほど、それまで自分が追い続けてきた「身体」は、人間という豊かで大きな存在を創るための「からだ」のほんの一面でしかないことを痛感していったのです。そして、ずっと持ち続けてきた疑問が氷解したのです。娘の手を他の子どもの手とは違うものとして自分に感じさせてくれたのは、わたし自身の脳だったのです。わたしの脳の来歴はわたし自身のオリジナルなものであり、だからわたしにしかわからず、わたしにしか決められないことがあり、このことが自分の存在を確かなものにしてくれるのだと、わかったのです。このような視座に立って患者さんをみていくと、患者さんが、脳が混乱してどうしたらいいのか自分でもわからない状態に立たされていることが、とてもリアルに感じられるようになりました。そこでまず、患者さんと話しながら、ご自分がどのような状況になっているのかという自分の内部世界について、治療課題を行いながら考えていったところ、驚くほど多くの患者さんから「からだが自由に動くようになりました。とても良くなりました」と言われるようになったのです。そして実際に麻痺のある手が、その人の感情の動きを表現するような身振り手振りを担うようになっていくのを見た時に、わたしは初めてセラピストの知と誇りを実感することができたのです。

二十年ぶりに小川さんと会ったのは、ちょうどそのような頃でした。小川さんは左足の甲の小指側半分だけを床につけて歩き、手は自分でうまく制御できていない様子でした。階段を左足を着けることなくほとんど落ちるようにして降りていくのを見て、わたしは彼女に認知運動療法による治療をしなければならないと、強く感じました。明らかに彼女は自分の身体をどう動かせばいいのかがわからずに困っていると考え、そうであれば自分自身の世界を考察していくこの方法で、彼女の状態を改善することができるのではないかと考えたからです。彼女が病気になった頃にわたしが行った治療は、自分の「身体」を自分の「からだ」にしていくことではなく、麻痺した状態でいかに上手に使っていけるのか、ということに対応したものであったことを、わたしは大きな後悔と申し訳ない気持ちで思いました。自分の身体が世界の意味を、自分だけの意味を構築することができなかったらどんなことになってしまうのか、それを見せつけられたように感じました。しばらく悩みましたが、思い切って認知運動療法を知ったことを話して、もう一度治療を行うことを検討してくれるようにお願いしました。自信はありませんでしたが、何か昔できなかったことが今ならできるのではないかと、そして少しでもいいから小川さんの身体が変わればいい、そんな思いで一杯でした。

治療が始まりました。認知運動療法では、患者さんに「身体の声を聴いてもらう」ために、いくつかの基本的な規範があります。「身体の声を聴く」とは、つまりからだの感覚に注意をむけてもらうということです。からだの感覚は生理学では体性感覚といいますが、触覚や圧覚、温度覚、そして筋肉の状態が変化することによって感じる運動覚、関節の動きによって感じる関節覚、振動を感じる振動覚など、多くの感覚モダリティ（様相）があり、健常の状態ではこれらの情報からヒトは自分の身体の状況をモニターして必要に応じたからだの動きを組織化するという調節をいちいち意識しなくても行っています。これら一連のことは、状況の変化や感情、意図などによって、常に脳システムで制御され続けているのです。しかし患者さんは、病気による脳のダメージによって、このからだの感覚を脳システムの中で上手に使うことができなくなっているのです。仕方がなく代償機能として視覚情報を使うという戦略が選択されます。つまり〝目でよく見て、身体を動かそうとする〟わけです。しかしこの戦略は上手くいかないことがほとんどです。なぜなら、からだは視覚情報と体性感覚情報がお互いに変換し合いながら一つの意味を創り上げ、その結果を基に動きが組織化されるからです。自分の身体がどんな形になっているのか何かに触れているのかいないのか、どの方向にあるのか、そういったことは、目をつぶっていても画像として浮かびます。これはつまり、体性感覚で感じた情報の意味を視覚情報に変換したということになります。目で見ていないのにその形や見ているようにわかるのです。そして、見えて感じる身体（身体像）が脳の中に存在しているのです。この身体像を使って、わたしたちは目的を達成するために最適な運動を創っているのです。同様のことはほかの感覚モダリティ間にも生じています。猫の声を聞けばそこに猫の姿を見なくても猫が思い浮かぶでしょう。つまり聴覚情報が視覚情報に変換されたのです。しかもその猫は、人によってそれぞれ異なる猫であることが重要です。昔飼っていた猫、映画で印象的に映った猫などそのひと個人のオリジナルな情報が創られます。同時に猫を撫でた時の感触が感じられる人もいるでしょう。これは聴覚情報が視覚情報と同時に体性感覚情報に変換されたことになるのですが、さらにそこには「かわいい」「気持ちいい」などの感情的な情報も創られるのです。脳は、このように同時に入ってくる多くの情報を自分にとっての意味のあるものに組み立てて、必要な形に加工したりもしているのです。ここはひとにとって「わたしと意識」に関わる重要なポイントなのですが、多くの患者さんにはこれができません。自分のからだがわからないのです。目をつぶった途端に何も感じなくなってしまうと言われる方がたくさんいます。これは一体どのような世界なのでしょう。目に見えなくても明らかにそこに存在する「わたしという、わたしのからだという感覚」が無いとしたら、あるいはそのからだが右半身しかないとしたら、「身体を自由に動かす」どころか「わたしという意識の源」に関わる大問題となっているのではないでしょうか。小川さんも、そこで大きな発見がありました。やはり自分のからだがわからなかったのでした。目を閉じて自分の内側に感じられる世界を探してもらい、その世界の意味を考えてもらったところ、初めてそのことに気づいたのでした。そして、一緒に自分の身体を探すという共同作業が開始されたのです。脳に入ってくる体性感覚情報に注意を向けて探し出し、その意味を考え、視覚情報や言語という別の情報に変換していく過程を経験してもらいました。運動学習と呼ばれるものですが、この時に必要なことは感覚情報を感じて（知覚）、今必要な情報を選択し（注意）、それを一旦記憶して（記憶）、過去の経験によって創られてきた脳の来歴から最適な情報を選び（判断、）言葉にする（言語）、この一連の過程が活性化されるということです。「知覚-注意-記憶-判断-言語」、この認知過程の活性化が、それからの治療の柱となったのです。

多くの発見がなされてはつながり、また形を変えてつながっては、発見されました。当初考えた「身体に関する体性感覚情報を視覚情報や言語に変換できるようになれば、脳の中の身体像は正しい形に再構成され、思った通りに運動を創ることができるだろう」という単純な展開ではないことがわかりました。成長期という身体と心が大きく変化する時期に自分のからだがわからないという状態で過ごすことを余儀なくされた小川さんにとって、まず「からだ」を探すという、それまでわたしが思ってもみなかった問題があったのでした。そしてそれこそが、身体を自由に操る、つまり運動麻痺を改善することに直結するとわかったのです。彼女は身体に関する多くのことがわかるようになりました。肩がどっちに動いたとか、膝はどの程度曲がっているのか、掌はどちらを向いているのか、肘は何度ぐらい動いたのか、などの情報を読み取れるようになっていったのです。文字通り「身体を介して」読むことができるようになったのです。しかし「世界の意味」とはこのような単純なものだけではありませんでした。既に書いたように「そのひとだけのもの」として世界なのです。目には見えない内なる存在としての世界の意味なのです。小川さんとふたりで今も続けている「自分探しの旅」は、この世界の意味を創っていくことに他なりません。小川さんは左手で触れたものがどんなものか推測できるようになりました。目で見なくても「ざらざらしている」のか「つるつるしている」のか感じられるようになったのです。でもそれが「感じいいのか、よくないのか」はわからないとおっしゃいます。「肘が真っ直ぐ伸ばされて肩が後ろに大きく引かれた」ことはわかっても、それが「気持ちいいのか、よくないのか」は決められません。手の動きがさまざまな在りようであることもわかりますが、どの動きが「柔らかいのか、軽いのか」、そういったことは、どのように考えたらいいのかがわからないのです。しかし、これらの意味はすべて自分のからだを通して創られるものですので、それを探して創っていくことが、唯一の解決策になるのです。そして、彼女と共に進んできたこの旅が、実は自分にとっても「からだを探す」ことにつながっているのだと感じられます。

認知運動療法は、患者さんが自分の身体を介して世界の意味を創ることを行いますが、それは同時に失われた自分のからだと自分自身をみつけだして新たに創る、ということなのです。「これはRecovery ではなくCreation だ」と語られた患者さんがおられますが、まったくその通りだと考えています。小川さんとわたしは、それぞれのからだをCreate することでお互いを発見し合ってきたのかもしれません。わたしにとって、小川さんとのこの年月は驚きの連続でした。そして、このような問題が根底にあるのを知らないままに過ごしてきたことにも驚いています。「わたしのからだ」とは何なのか？ 今このことをしっかりと考えていくべきなのだと感じています。これは医療の問題だけではないと思います。教育でも保育でも「わたしのからだ」「わたし自身」の存在を、どこまで大切にみているのか問いたくなるような状況が続いているように感じられてなりません。「わたしのからだを介して創られるわたしだけの世界の意味」、それが軽んじられているように思われてなりません。「わたし」はこう感じているんだという確固とした意識が、「あなた」はこう感じていることを容認し、お互いの認め合いと理解を生み、一緒に進むことでお互いを創発することになるのだということを、わたしたちは学んだのだと思いますし、その大切さを多くの方にお伝えしたいと思っています。この本が、じぶんのからだという複雑な在りようをどのように考えていったらいいのかという問題を考える一助になれば幸いです。

この本を、障害をもつ子どもたちとそのご家族に贈ります。「こどものからだ」を考えていくきっかけになればと思います。この本をすべての人に贈ります。お読みくださいました方々にとって、それぞれ自分の、あるいは自分の目の前にいる人のからだをめぐる物語を創っていくきっかけになれば、わたしにとってそれ以上の喜びはありません。

中里瑠美子

謝辞

日常生活でも、リハビリテーションでも、そしてこうした本を作るにあたっても、自分たちが、いろいろな方々に支えられていることを感じています。そのすべての方々に感謝しています。ありがとうございます。

わたしたちにとって本を造るということは想像もできないことでした。しかし数多くの方々による助言やお力添えによって、この本が実際に完成したことに心から感謝しています。まず、このやりとりについて助言して下さりかつこの本を造ることを提案し、強く勧めて下さった県立広島大学の沖田一彦氏に心からのお礼を申し上げます。氏の強い提案がなかったらこの本は生まれませんでした。認知運動療法の生みの親であるイタリアのヴィラ・ミアーリにある認知神経リハビリテーションセンターのカルロ・ペルフェッティ教授とその新しいリハビリテーションを教えてくれた本の著者である高知医療学院の宮本省三氏に感謝いたします。また、東洋大学の河本英夫氏には「発達のリセット」という観点からいつも相談にのって頂き、からだの意味を考えるうえで大きなヒントを何回も頂きました。舞踊家の勅使川原三郎氏には、行き詰まった旅の途中で、わたしたちのためにワークショップをして頂きました。それが大きな突破口になったことは本の中でもお伝えしました。小川さんの治療をいつも一緒に組み立て進めてきた東京都立大塚病院の岩崎正子氏と首都大学東京の池田由美氏にもお礼申し上げます。この本は、多くのページが写真になっています。「からだ」をめぐるこのようなリハビリテーションの長い旅がもつ時間的な質感をどのように表現すればいいのかという問題を、写真家の大西成明氏のすばらしいフォトストーリーが解決して下さいました。編集を担当して頂いた協同医書出版社の中村三夫編集長には、執筆中もさまざまなコメントや励ましを頂きました。

二〇〇七年七月

小川奈々、中里瑠美子

執筆者

小川奈々（おがわ なな）
1980年生まれ。
聖心女子大学大学院文学研究科人間科学専攻を修了の後、現在、横浜国立大学に非常勤職員として勤務。

中里瑠美子（なかざと るみこ）
1962年生まれ。
東京都立府中リハビリテーション専門学校作業療法学科を卒業の後、昭和大学藤が丘病院勤務を経て、東京都入職。

わたしのからだをさがして〜リハビリテーションでみつけたこと

2007年7月14日　初版第1刷発行
定価はカバーに表示

著　者　小川奈々・中里瑠美子
写　真　大西成明
発行者　木下　攝
印　刷　株式会社 三秀舎
製　本　永瀬製本所
DTP　Kyodoisho DTP Station
発行所　株式会社協同医書出版社
〒113-0033　東京都文京区本郷3-21-10
電話 03-3818-2361／ファックス 03-3818-2368
E-mail kyodo-ed@fd5.so-net.ne.jp
郵便振替 00160-1-148631
http://www.kyodo-isho.co.jp/

ISBN978-4-7639-1050-9